LES DROGUES AU SÉNÉGAL

Fléau social et défis contemporains

COLLECTION « ÉTUDES AFRICAINES »
dirigée par Denis Pryen et son équipe

Forte de plus de mille titres publiés à ce jour, la collection « Études africaines » fait peau neuve. Elle présentera toujours les essais généraux qui ont fait son succès, mais se déclinera désormais également par séries thématiques : droit, économie, politique, sociologie, etc.

Dernières parutions

Stéven Modeste YOMBI (dir.), *Nouveaux horizons du constitutionnalisme en Afrique noire francophone*, 2024.
Auguste ILOKI, Valencia ENGAMBA ILOKI, Raïssa Kartelle ILOKI, *La justice au Congo : bilan statutaire soixantenaire. L'autorité judiciaire. Le service public de la justice. Le pouvoir judiciaire,* 2024.
Charles ZAGOH, *Le franc CFA : une monnaie en débat,* 2024.
Balla CISSÉ, *Le mirage de la IVe République du Mali. 22 juillet 2023-6 juillet 2024*, 2024.
Ernest-Marie MBONDA, *Pouvoir, droits et justice en Afrique, Essais de philosophie politique appliquée*, 2024.
Jean-Alexis MFOUTOU, *Stigmatisation et discrimination au Congo-Brazzaville. L'homme devient étranger à l'homme*, 2024.
Jean OTEMIKONGO MANDEFU YAHISULE (dir.), *Gouverner l'État en temps de crise, Survivre à la mort programmée de l'État congolais*, 2024.
Joachim E. GOMA-THETHET, *Les cols bleus de Pointe-Noire. La révolution congolaise au bout de la chanson (1965-1972)*, 2024.
Stéphane NGWANZA, Rodrigue TASSE (dir.), *La francophonie dans les relations internationales contemporaines. Un instrument de projection de l'Afrique dans un monde multipolaire*, 2024.
Sidiki KABA, *Modélisation de la mortalité des enfants de moins de 5 ans en guinée, Apport des modèles multiniveaux et des méthodes de décomposition*, 2024.
Konin AKA, *Le patrimoine musical traditionnel et son rôle dans la société ivoirienne. Tome 2*, 2024.

Benoît Tine

LES DROGUES AU SÉNÉGAL

Fléau social et défis contemporains

Préface d'Idrissa Ba

L'Harmattan

Du même auteur

Sociologie des centres d'appels : usages sociaux du métier en Occident et défis interculturels des délocalisations en Afrique,
Savoirs et connaissances, 2018.

Les centres d'appels : mode d'emploi,
Publibook, 2014.

Les centres d'appels,
EUE (Sarrebruck), 2012.

La toxicomanie :
étude sociologique d'une forme de déviance au Sénégal,
Publibook, 2008.

5-7, rue de l'Ecole-Polytechnique, 75005 Paris
http://www.editions-harmattan.fr
ISBN : 978-2-336-50833-7
EAN : 9782336508337

À ma fille Evaëlle Salomé Mame Tine

Sommaire

Préface

Le 8 août 2024, j'ai reçu un message WhatsApp du Dr Benoît Tine me sollicitant pour préfacer son manuscrit sur les drogues. J'ai accepté avec plaisir, honoré par cette proposition.

Dans un second temps, j'ai beaucoup réfléchi, me demandant pourquoi ce choix s'était porté sur moi, alors qu'au Sénégal, il existe des voix plus autorisées que la mienne pour parler de drogues. Je me suis également interrogé sur ma capacité à répondre aux attentes, sans risquer de contredire l'auteur.

En effet, j'avais lu en 2008 le mémoire de master en sociologie du Dr Tine intitulé : « La toxicomanie au Sénégal ; étude sociologique d'une forme de déviance ». C'était lors de la préparation de l'enquête sur l'usage de drogues au Sénégal (UDSEN ou étude ANRS 12243 réalisée en 2011). À cette époque, l'ensemble des publications sur les drogues, dont celles du Pr Tine, abordait la problématique sous l'angle de la déviance, préconisant le renforcement de la répression comme seule réponse. Même le secteur de la santé participait à cette approche, avec des services de psychiatrie qui « enfermaient » et mettaient sous camisole chimique les consommateurs de drogues.

Pour la première fois au Sénégal et en Afrique de l'Ouest, l'enquête UDSEN a abordé la problématique des drogues sous l'angle sanitaire. Elle a mis en évidence l'extrême vulnérabilité des consommateurs de drogues injectables (CDI) et la nécessité d'intervenir en urgence pour réduire les risques liés à cette consommation, comme les overdoses et les infections au VIH et

VHC. Dès lors, un plaidoyer a été mené pour faire de l'usage de drogues un problème de santé plutôt que de délinquance. Ce plaidoyer a permis la mise en place d'un programme d'échange de seringues en 2011 et d'un programme méthadone avec l'ouverture du CEPIAD en 2015, marquant le début d'une prise en charge globale de toutes les formes d'addiction.

Ma préoccupation, en acceptant de préfacer le manuscrit du Dr Tine, était de découvrir son contenu pour éviter tout désaccord avec l'auteur. J'ai donc demandé à le recevoir, ce qui fut fait le 9 août 2024. Après une lecture attentive, j'ai été agréablement surpris et conforté dans mon rôle d'acteur et militant de la prise en charge des addictions. J'y ai constaté un changement de paradigme dans la perception et la prise en charge des addictions.

Bien que la notion de toxicomanie (péjorative et restrictive) persiste encore dans les écrits, l'addiction n'est plus perçue par le Dr Tine comme un simple problème de déviance, mais comme un problème de santé nécessitant une prise en charge globale.

Ce changement dans la démarche du Dr Tine m'a poussé à m'intéresser davantage à son parcours.

Dr Benoît Tine est un sociologue sénégalais reconnu, actuellement enseignant-chercheur à l'Université Assane Seck de Ziguinchor au Sénégal. Son parcours académique témoigne d'une formation internationale de haut niveau, ayant obtenu son doctorat à l'Université de Versailles Saint-Quentin en Yvelines en France. Cette formation lui a permis d'acquérir une expertise solide dans le domaine de la sociologie, qu'il met aujourd'hui au service de la recherche et de l'enseignement.

Au-delà de ses responsabilités à l'Université Assane Seck, Dr Tine maintien des liens étroits avec la communauté scientifique française en tant que chercheur associé au prestigieux laboratoire Printemps, une unité mixte de recherche (UMR 8085) affiliée au Centre national de la recherche scientifique (CNRS) en France. Cette collaboration internationale enrichit son travail et lui permet de contribuer à des projets de recherche d'envergure.

Les travaux de recherche de Dr Tine se concentrent sur plusieurs domaines cruciaux de la sociologie contemporaine. Il s'intéresse particulièrement aux questions de santé et de souffrance au travail, un sujet d'une grande pertinence dans le contexte actuel des mutations du monde professionnel. Ses recherches portent également sur l'innovation, explorant comment les nouvelles technologies et les pratiques novatrices transforment les sociétés. Enfin, il étudie la déviance, un champ d'étude classique de la sociologie qui permet de comprendre les mécanismes de transgression des normes sociales.

Dr Tine a publié deux ouvrages majeurs qui reflètent la diversité de ses intérêts de recherche et sa capacité à aborder des sujets complexes et sensibles :

1. *La toxicomanie – étude sociologique d'une forme de déviance au Sénégal* : dans cet ouvrage, Dr Tine examine la problématique de la toxicomanie dans le contexte spécifique du Sénégal. Cette étude offre une analyse approfondie des facteurs sociaux, culturels et économiques qui influencent ce phénomène, contribuant ainsi à une meilleure compréhension de cette forme de déviance dans la société sénégalaise.

2. *Sociologie des centres d'appels, Usages sociaux de l'emploi et défis culturels des délocalisations en Afrique* : ce livre explore les implications sociales et culturelles de l'implantation des centres d'appels en Afrique, un phénomène lié à la mondialisation et aux délocalisations. Dr Tine y analyse les défis et les opportunités que représente ce nouveau type d'emploi pour les travailleurs africains, ainsi que les tensions potentielles entre les pratiques de travail globalisées et les contextes culturels locaux.

Ces publications démontrent la capacité de Dr Tine à aborder des sujets d'actualité avec une perspective sociologique rigoureuse, tout en restant ancré dans les réalités africaines et sénégalaises.

Par son enseignement à l'Université Assane Seck de Ziguinchor, Dr Tine contribue également à former la prochaine génération de sociologues, de criminologues et de chercheurs au Sénégal. Son expérience internationale et sa connaissance approfondie des enjeux sociaux contemporains en font sans doute un mentor précieux pour ses étudiants.

En résumé, Dr Benoît Tine se révèle être un chercheur engagé, dont les travaux contribuent significativement à la compréhension des dynamiques sociales au Sénégal et en Afrique, tout en s'inscrivant dans des débats sociologiques d'envergure internationale.

L'ouvrage présenté ici est le fruit d'une réflexion approfondie, née d'un sentiment d'urgence face à une problématique sociétale majeure. Comme l'explique l'auteur lui-même, ce travail vise à dévoiler les multiples facettes d'une crise qui affecte profondément notre société. Il s'agit d'une analyse lucide et sans complaisance d'un phénomène dont les ramifications touchent de nombreux aspects de notre vie collective.

Pour reprendre les mots de l'auteur, je dirais que cet ouvrage a été « écrit non pas pour alarmer, mais pour éclairer, à partir de recherches empiriques ; non pas pour accuser, mais pour comprendre ; non pas pour désespérer, mais pour inspirer l'action ».

J'invite donc les acteurs politiques, les intervenants sur le terrain, les enseignants, les partenaires et toutes les parties prenantes à prendre connaissance de cet ouvrage et à s'approprier ses recommandations. L'objectif est de faire face efficacement à cette crise que constitue le phénomène du trafic et de l'usage de drogues au Sénégal et dans notre région.

Ce travail du Dr Tine ne représente pas seulement une contribution académique de haute qualité. Il constitue un véritable outil de transformation sociale, offrant des clés de compréhension et d'action pour relever l'un des défis les plus pressants de notre époque. En nous appropriant collectivement ces réflexions, nous pourrons œuvrer ensemble à l'élaboration de solutions durables et adaptées à notre contexte, pour le bien-être de notre société et des générations futures.

Prof. Idrissa BA
Psychiatre addictologue
Enseignant-chercheur à l'UCAD
Président de l'Association sénégalaise
pour la réduction des risques (ASRDR)
Responsable du CEPIAD

Introduction

Dans l'entrelacs des rues animées de Dakar aux étendues silencieuses de la Casamance, un fléau silencieux s'infiltre, tissant son ombre sur le Sénégal moderne. Ce livre, né d'une urgence palpable et d'une profonde réflexion, aspire à déchirer le voile sur une crise qui, bien que largement méconnue, façonne le destin de nombreuses âmes. Je l'ai écrit non pas pour alarmer, mais pour éclairer, à partir de recherches empiriques ; non pas pour accuser, mais pour comprendre ; non pas pour désespérer, mais pour inspirer l'action.

Le Sénégal, avec ses couleurs vibrantes, sa culture riche et son esprit légendaire, se trouve aujourd'hui à la croisée des chemins. La drogue, cette invitée indésirable, s'infiltre dans les interstices de notre société, laissant derrière elle un sillage de désolation et de questions sans réponse. Ce livre est une invitation à plonger au cœur de cette problématique, à explorer ses multiples dimensions, à ressentir l'urgence de sa réalité.

À travers ces pages, vous ne trouverez pas une simple énumération de faits ou une suite de chapitres déconnectés. Vous découvririez plutôt une narration tissée avec soin, qui vous emmènera des ruelles de Dakar aux frontières poreuses de la Guinée-Bissau avec la région naturelle de Casamance, en passant par les îles du Saloum, la Gambie, des salons feutrés où se prennent les décisions politiques aux foyers ébranlés par la pharmacodépendance. Ce livre est une mosaïque d'histoires humaines, d'analyses criminologiques et d'interrogations sociologiques, toutes convergent vers un même but : comprendre pour agir.

Pourquoi ce livre, vous demandez-vous peut-être ? Parce que le silence est complice, parce que l'ignorance est un fardeau, et parce que la compréhension est la première étape vers le changement ; la réflexion précédant l'action. J'ai écrit ces lignes pour tous ceux qui, au Sénégal et ailleurs, ressentent le poids de ce fléau mais ne trouvent pas les mots pour l'exprimer. J'ai écrit pour éveiller les consciences, pour encourager le dialogue, pour semer les graines d'un futur où les drogues ne dicteront pas ou plus notre destin.

Ce livre est une immersion dans le cœur battant du Sénégal, une exploration de ses rêves et de ses cauchemars. Il ne prétend pas détenir toutes les réponses, mais aspire à poser les bonnes questions. À travers un voyage narratif captivant, il cherche à dévoiler les visages multiples de la consommation de drogues, à comprendre les racines profondes de cette épidémie, à explorer les conséquences sociétales vastes et parfois inattendues.

Mais ce n'est pas tout. Ce livre est aussi un appel à l'action. Il vise à inspirer les individus, les communautés, les décideurs, à reconsidérer leurs approches, à repenser leurs stratégies. Il est une invitation à regarder au-delà des clichés, à reconnaître la complexité du problème, à embrasser la nuance et la multiplicité des solutions possibles.

En vous plongeant dans cette réflexion, vous ressentirez peut-être le poids de la gravité du sujet, mais aussi l'élan de l'espoir. Car au-delà de l'analyse et de la réflexion, ce livre est un hymne à la résilience du Sénégal et de ses habitants. Il est un témoignage de la force qui réside dans la connaissance, dans la volonté de faire face aux défis, de les surmonter.

Alors, je vous invite à tourner ces pages, non pas comme un simple lecteur, mais comme un voyageur curieux, prêt à explorer les profondeurs d'une problématique complexe, à être ému, interpellé, inspiré. Ce livre n'est pas une fin en soi, mais un début – un point de départ pour un dialogue, pour une réflexion, pour une action qui, je l'espère, résonnera bien au-delà des mots ici inscrits.

Ensemble, explorons les ombres pour mieux accueillir la lumière, plongeons dans les défis pour mieux célébrer les victoires à venir. Que ce livre soit un catalyseur, un point de rencontre et d'ouverture des esprits et des cœurs, un pont vers un avenir où les drogues ne seront plus un fléau, mais une leçon du passé. Bienvenue dans cette aventure, bienvenue dans ce combat, bienvenue dans cette quête de compréhension et de changement.

CHAPITRE 1 :

La drogue : une histoire tumultueuse

La vente de drogues constitue l'une des premières activités commerciales du monde. Selon le rapport de l'ONUDC, la consommation et le trafic de drogues sont en hausse dans le monde et le nombre de personnes consommant des drogues illicites est passé à 292 millions au cours de la décennie qui s'achève en 2022. Rien que pour la cocaïne par exemple, en 2022, la production (en grande partie dans le Triangle d'or : Thaïlande, Laos et Birmanie) a atteint un niveau record avec 2 757 tonnes produites, soit une augmentation de 20 % par rapport à 2021 (ONUDC, 2024). Le rapport note que la plupart des usagers dans le monde consomment du cannabis – 228 millions de personnes – tandis que 60 millions de personnes dans le monde consomment des opioïdes, 30 millions des amphétamines, 23 millions de la cocaïne et 20 millions de l'ecstasy.

Aussi, ne conviendrait-il pas, de nos jours, de parler de fléau international. Mais elle n'est pas un phénomène nouveau. Au contraire, elle est une réalité très ancienne, vieille de plusieurs siècles. Toutes nos sources tendent à préciser que l'utilisation individuelle ou collective de toutes formes de drogues n'est pas un phénomène nouveau. Si l'on se place dans une perspective historique, les drogues ont des origines aussi anciennes que l'espèce humaine, elle-même. Dès l'aube de l'histoire, en effet, l'homme a utilisé des herbes, des racines, de l'écorce, des feuilles et des plantes pour soulager la douleur, lutter contre la maladie... L'usage de drogues ne constituait pas un mal mais au contraire une bénédiction.

Toutes les sociétés ont fait appel aux substances psychoactives et leur usage remonte à l'aube de l'humanité : les premières références à l'utilisation d'opiacés dans l'histoire ont été décryptées à partir des tablettes sumériennes de Nippur, mentionnant l'emploi d'opium aux époques sumérienne et babylonienne -3 000 ans av. J.-C. (Porot, Porot, 1953).

Les modes de consommation et les raisons pour lesquelles les drogues étaient utilisées variaient énormément suivant la période historique et le contexte d'usage.

Excepté les aliments, il n'existe pas sur Terre de substances qui aient été aussi intimement associées à la vie des peuples et de tous les temps, écrivait Lewin (1928, p. 34). On trouve les drogues sur tous les continents : du *peyotl* des Mexicains à *l'amanite tue-mouche* des populations de Sibérie, en passant par les aphrodisiaques africains, les sédatifs de l'Inde, l'opium d'Asie et l'alcool dans les pays occidentaux...

Il semble que l'incorporation de substances psychotropes est une constante dans l'histoire de l'humanité, car l'usage des drogues est observé depuis la plus haute Antiquité dans toutes les sociétés humaines. *Tous les sédatifs et les narcotiques végétaux, tous les euphoriques qui poussent sur les arbres, les hallucinogènes qui mûrissent dans les baies, et qu'on peut extraire par pression des racines, tous, sans exception, sont connus et utilisés systématiquement par les êtres humains depuis des temps immémoriaux* (Huxley, 1974, p. 50). De nombreuses plantes étaient déjà connues et employées pour leurs *propriétés étranges* (en particulier celle de provoquer l'extase et l'oubli) par nos ancêtres, et ceci *depuis l'époque néolithique*. Les légendes et les mythes sont en ce sens révélateurs (Chami, 1987, p. 23). Dans leur ouvrage, D'Eaubonne F. et Pajard C.-J. (1975, pp. 17-18) donnent de nombreux exemples de la façon dont se sont élaborées ces mythologies, reposant cependant sur des faits réels : Homère fait référence dans l'*Odyssée* au Nerpentès (fleuve de Léthé) qui charriait dans ses eaux un philtre provenant d'Égypte : ce serait l'Opium. Le pavot, fleur du dieu sommeil Morphée, est cultivé dans d'autres civilisations. La tablette de terre argileuse de Sumer porte le dessin de cette fleur ; le bas-relief assyrien orne le poing d'un prêtre, penché sur un dormeur, du bouquet de cette plante magique. Les Crétois vénèrent *la Déesse aux pavots*, mère des muses qui représentent chacune un art. De même, les drogues étaient utilisées pour lutter contre la douleur : Hippocrate et Théophraste prescrivaient le pavot ; Gallien utilisait l'opium pour réaliser une préparation célèbre : la *thériaque* ; Marc Aurèle en consommait chaque jour dans une coupe de vin pour atténuer de violents maux de tête. Bref, il faut noter que les drogues remplissaient à cette époque une fonction culturelle et sociale.

Les drogues étaient également un moyen d'entrer en relation avec les dieux : la pythie de Delphes, pour célébrer le culte d'Apollon, se plaçait juste au-dessus d'une fissure du sol d'où sortaient des vapeurs d'anhydride sulfureux et de dioxyde de carbone. Elle entrait dans des transes de possession et proférait alors des paroles plus ou moins cohérentes que les prêtres interprétaient comme des oracles. Par ailleurs, ces pratiques s'inscrivaient dans des rituels initiatiques qui étaient souvent l'occasion des fêtes et des danses frénétiques. *La secte des Bapteim*, composée d'adorateurs de la déesse Cotyto (sorte de Diane phrygienne), exigeait de ses consultants qu'ils s'enduisent le corps d'une certaine huile opiacée qui provoquait une extase hallucinogène (D'Eaubonne, Pajard, 1975).

Les drogues traditionnelles de chaque peuple et de chaque civilisation révèlent les besoins matériels et spirituels des individus : les drogues servaient à lutter donc contre la faim, la douleur, la peur, la soif, la fatigue ; elle était aussi employée par l'homme pour prédire l'avenir et entrer en contact avec l'au-delà. Felice (1970, p. 123) décrit les pratiques d'intoxication des Mélanésiens, consommateurs de *kawa*. Cette drogue peu connue intervient pour *créer un lien entre les vivants et les morts*.

Dans les tribus autochtones, la détention des secrets botaniques confère aux sorciers et aux *chamans* l'essentiel de leurs pouvoirs, nés aux sources de l'animisme. D'après cette représentation, *« le monde serait peuplé d'un grand nombre d'êtres spirituels bienveillants ou malveillants à l'égard des hommes, qui attribuent à ces esprits et démons la cause de tout ce qui se produit dans la nature »* (Freud, 1980, pp. 90-91).

Nous comprenons alors pourquoi les drogues hallucinogènes ont une signification symbolique et mystique dans les sociétés primitives. Aussi, dans ce contexte culturel, la drogue apparaît comme un pont jeté entre l'homme et Dieu. De ce fait, elle devient elle-même sacrée. Cela est encore vrai aujourd'hui dans certains pays comme le Mexique ou la Colombie. Claude Lévi-Strauss (1973, p. 33) nous le fait remarquer : *« les hallucinogènes ne recèlent pas un message naturel dont la notion même apparaît contradictoire. Ce sont des déclencheurs et des amplificateurs d'un discours latent que chaque culture tient en réserve, et dont les drogues facilitent ou permettent l'élaboration »*.

Depuis des millénaires se sont élaborées autour des drogues des croyances dont Freud S. (1980) dira qu'elles sont le produit psychologique nécessaire de la conscience créatrice des mythes. Mais cela ne doit pas nous faire oublier que les drogues hallucinogènes provoquent l'oubli de la réalité quotidienne et que leur usage ancestral a favorisé le maintien des populations dans un état de soumission aux pouvoirs religieux et politiques dans bien des pays.

Selon Chami M. (1987, p. 35), diverses fonctions des drogues dans les sociétés traditionnelles ont été détaillées par les anthropologues : dans la relation du groupe avec le mythe collectif, dans le marquage des sous-groupes sociaux et dans la régulation des relations interindividuelles. Ce qui caractérise ces usages, c'est qu'ils sont extrêmement codifiés et régis par des principes religieux ou des règles sociales. C'est le cas, par exemple, des champignons hallucinogènes au Mexique qui permettent de célébrer le sacré ou du cannabis que les hindous considèrent comme une drogue génératrice d'extase et qu'ils intègrent à leur philosophie de la vie et à leur mystique. Ce travailleur social classe ainsi l'usage institutionnel des drogues hallucinogènes et toxicomanogènes dans les sociétés traditionnelles comme suit :

– usage des drogues comme médicament ;

– usage des drogues lié à des pratiques religieuses et sacramentelles ;

– usage contrôlé et dirigé par ceux qui détiennent le pouvoir religieux et sacré ;

– usage communautaire ;

– usage soumis à un rituel précis ;

– source d'énergie pour le travail ou pour la guerre.

La caractéristique la plus importante est l'institutionnalisation de ces pratiques dans un cadre idéologique et ritualisé accepté par l'ensemble du groupe. Le rite intègre l'individu au groupe, il lui fait vivre les valeurs du groupe.

Au cours du XIXe siècle, en France, grâce aux œuvres de Charles Baudelaire et de Théophile, l'opium et le haschich sont devenus des thèmes de la littérature. Ces poètes ont contribué à fonder le mythe de la drogue. *« La Première Guerre mondiale se traduit par une hausse rapide du taux d'utilisation de drogues dans plusieurs pays et parmi les troupes alliées en France en 1915 »* (ONUDC, 2009, p. 71). Dans les *années folles* d'entre les deux guerres, les usages de substances sont restés l'apanage d'une minorité sociale composée d'intellectuels et d'artistes, mais aussi de prostituées et de leurs clients abusant de la cocaïne.

De l'après-guerre jusqu'aux années 1960, Mohamed Omais (1980) nous dit que l'usage de drogues illicites, en Occident tout au moins, restera modéré. C'est avec l'apparition du mouvement hippie aux États-Unis, dans les années 1960, que l'usage de drogues va devenir un phénomène social. Née dans un contexte de refus de la guerre et de l'aliénation matérialiste, de conflit des générations, la philosophie hippie est une réponse non violente. Elle est à la fois un espoir en l'homme, en la nature, une recherche de Dieu et une quête de bonheur. Ce mouvement fut initié par Timothy Leary, professeur de psychologie à Harvard. Il donne à l'usage des drogues une dimension mystique, en cherchant à montrer que les hallucinogènes favorisent la recherche personnelle, la paix intérieure et provoquent un sentiment de révélation extatique, d'expérience intime libérée des lois de la société et du langage. La répression et l'évolution sociologique mirent fin à ce mouvement pour céder la place aux drogues dites « dures » : cocaïne, héroïne... c'est l'avènement des *junkies*. Un *junky* est un hippie qui a perdu l'espoir. Il se tourne alors vers d'autres agents chimiques tels les opiacés, les amphétamines, les barbituriques. La voie intraveineuse est recherchée pour le *flash* : sensation forte de plaisir physique et psychique souvent comparée à l'orgasme. Les drogues deviennent ainsi pour le *junky* une fin en soi.

Le problème apparaît en France, avec quelques années de décalage, sur le mouvement américain. Le phénomène se développe d'abord faiblement dans les années 1966-1967 et prend sa véritable ampleur dans le contexte de Mai 1968 et de ses lendemains marqués par un clivage des générations et un refus de la société de consommation. Un premier mode d'usage, proche du mouvement hippie, fait de la drogue un des éléments de la contre-culture et est relativement bien accepté par la société. Parallèlement, se constitue un autre groupe, sans cesse en expansion depuis les années 1970. Beaucoup plus désespérés, ses membres associent la prise de drogues à une vie dénuée non seulement de sens mais aussi d'avenir. L'héroïne est le produit le plus utilisé, souvent associé au hasard des approvisionnements avec de la cocaïne, du cannabis, des médicaments détournés de leur usage thérapeutique. La dépendance à l'héroïne et les ressources nécessaires à son achat entraînent bien souvent une désinsertion sociale, professionnelle et peuvent conduire à commettre des actes de délinquance.

Par ailleurs, le phénomène des drogues, et particulièrement le cannabis, est culturellement admis chez les adeptes du mouvement *Rasta* appelés encore *rastafaris*. Ces adeptes se recrutent nombreux parmi les jeunes Sénégalais et il nous paraît important pour cette raison d'apporter ici quelques précisions. Ce mouvement philosophique d'origine jamaïcaine puise ses sources en Éthiopie et considère le roi Haïlé Sélassié comme le dieu, le *jah*, le symbole de la résistance contre le *colonialisme blanc* ; la consommation de chanvre indien est donc permise et même prônée par des idoles telles que Bob Marley, Peter Tosh. Ils se reconnaissent par leur tenue particulière et surtout par leurs cheveux longs et tressés.

Ce qui initialement servait pour son utilité est devenu progressivement un problème de dépendance et d'abus, affirme Diongue A. (1990). Selon le rapport mondial sur les drogues 2023 de l'ONUDC (Office des Nations unies contre la drogue et les crimes), *« le nombre de personnes qui s'injectent des drogues en*

2021 est estimé à 13,2 millions, soit 18 % de plus que les estimations précédentes. Au niveau mondial, plus de 296 millions de personnes ont consommé des drogues en 2021, soit une augmentation de 23 % par rapport à la décennie précédente. Le nombre de personnes souffrant de troubles liés à la consommation de drogues est entretemps monté en flèche pour atteindre 39,5 millions, soit une augmentation de 45 % en dix ans ». Progressivement, l'usage de drogues se démocratise à un rythme sans précédent et n'épargne aucun continent.

De nos jours, l'abus de substances psychoactives est devenu un sujet d'actualité quotidienne, une préoccupation de santé publique et psychique et son allure prend des proportions inquiétantes capables de donner du fil à retordre à tout gouvernement soucieux de préserver la santé psychique et physique de ses sujets. La presse locale en fait souvent état dans des rubriques aussi banales que les faits divers.

Si le trafic est devenu un sujet d'actualité quotidienne, c'est parce qu'il existe cette substance appelée drogue.

De même, 34 % des détenus dans les maisons d'arrêt et de correction (MAC) y séjournent pour des raisons liées au trafic ou à la consommation de drogues et particulièrement du cannabis. La Loi dite « Abdou Latif Gueye » est une des causes de la surpopulation carcérale.

Tableau 1 : Répartition des détenus selon la nature des infractions et le sexe en 2020 à la Maison d'arrêt et de correction de Ziguinchor (MAC)

Infractions	**Homme**	**Femme**	**Total**
Meurtre, assassinat, parricide	8	0	8
Coups et blessures volontaires	54	3	57
Homicide volontaire	32	0	32
Menaces de mort	7	0	7
Vol et tentative	206	0	206
Recel	28	0	28
Détention, trafic, usage de chanvre indien	277	2	279

Prostitution, attentat à la pudeur	4	3	7
Outrage, injure, rébellion	10	2	12
Escroquerie, abus, faux et usage de faux	75	2	77
Vagabondage, vérification d'identité	1	0	1
Détournement de deniers publics	0	0	0
Infanticide, abandon	0	2	2
Viol, enlèvement mineur	38	0	38
Incendie volontaire, destruction	0	0	0
Trafic et détention d'armes	2	0	2
Infractions douanières fraudes	0	0	0
Infraction débits de boisson	4	1	5
Infraction au Code de la route	5	0	5
Autres	55	6	61
Totaux	**806**	**21**	**827**

Source : MAC de Ziguinchor 2020

Pays de consommation et de transit, le Sénégal est également un pays de culture du cannabis. En effet, le Sénégal, pays tropical, se caractérise par une situation géopolitique qui en fait un des plus importants producteurs de cannabis en Afrique (le 3e pays producteur de cannabis en Afrique de l'Ouest derrière le Nigeria et le Ghana selon l'ONUDC-2016). Plusieurs raisons sont à l'origine de sa culture au Sénégal. Elle s'est notamment développée avec le conflit casamançais, région méridionale du pays, qui, en fait, est le territoire où la production de yamba peut se développer sans entrave à cause de l'enclavement des zones de culture. Le commerce des armes étant alimenté par la vente de drogue. Avec l'avancée de la langue salée dans l'embouchure du fleuve Sénégal, dans l'archipel de Kafountine abritant 16 îles et qualifié de Colombie du Sénégal (Tine, Diatta, 2019, p. 83), la culture de cannabis est très courante, car plus rentable et remplace l'agriculture traditionnelle (Tine, Diatta, 2020). En effet, dans les îles Bliss et les îles Karones (commune de Kafountine), des villages, à l'embouchure du fleuve Sénégal recouverte de mangrove, perdus dans les bolongs ne sont accessibles que par pirogue. La culture de cannabis constitue la principale activité économique et comme le disent ces interlocuteurs : *« s'il n'y avait pas le cannabis, on mourrait de faim »* ; *« le cannabis, c'est pour survivre et c'est tout »*. L'arrondissement de Sindian (Département de Bignona) frontalier avec la Gambie abrite de vastes plantations de cannabis. La région de Kolda, près de la frontière bissau-guinéenne, est également une zone de culture de cannabis. Même si 90 % des cultures sont concentrées au sud du pays, la culture s'est aussi étendue dans les régions de Tambacounda et de Kédougou : le long du fleuve Sénégal, aux îles du Saloum, sur la Petite Côte : de Mbour à Fatick, dans les Niayes (le long de la côte Dakar-Saint-Louis). Les modifications climatiques et les difficultés économiques ont par ailleurs favorisé la production de cannabis dans la zone des Niayes (de Dakar à Saint-Louis) en passant par Thiès. La culture se fait dans les plantations maraîchères en même temps que celles-ci. Cependant, la zone kaolackoise, frontalière avec la Gambie, est non seulement une zone de transit mais aussi de culture du cannabis. Les bras de mer du Sine et du Saloum forment de multiples îles dans une région dominée par la mangrove. Cette zone d'accès difficile de par sa configuration rend la répression difficile. Il faut également dire que le trafic a pu se développer dans la ville de Touba devenue, de fait, une zone franche non contrôlée par la douane et les forces de sécurité. Les filières utilisées pour le trafic du cannabis, appelé aussi *yamba*, *guanja* ou *boonn* en wolof, empruntent les voies maritimes et terrestres. Aussi l'enclavement de la Gambie et la nature de son économie orientée vers le secteur informel en font un territoire privilégié pour le transit et la production dans la partie nord-ouest du fleuve Gambie.

Il existe plusieurs variétés locales de cannabis que l'on cultive : le *Niakoye* et le *Fogny* sont des variétés locales moins puissantes en THC[1] que les autres variétés, et sont cultivés au Sénégal, particulièrement dans le sud du pays (Kafountine et Sindian). La *verte de Mboro* est une variété locale cultivée dans la zone des Niayes ; le *Green Makut*, variété originaire de la Gambie ; le *Lopito*

[1] Tétrahydrocannabinol, plus communément appelé THC, est la principale substance active du cannabis.

ou *Lop's*, variété originaire du Ghana, le *Brown* cultivé au Maroc, Nigeria, Ghana, Mali, etc.

La géographie de la consommation classe les régions de Dakar, de Thiès et de Kaolack dans le trio de tête. Le réseau de trafic international, quant à lui, a longtemps été animé par les Anglo-Saxons. Des nationalités moins suspectes, comme les Sénégalais qui sont par ailleurs très versés dans le commerce, ont tendance à être recrutées.

La drogue, avec toute l'alchimie qui l'accompagne, au moment de sa récolte et à cause du mercantilisme de dealers et revendeurs, est une arme fatale contre ceux qui sniffent ou se shootent. C'est un désastre réel pour la société qui est en prise, à cause d'une addiction savamment cultivée et entretenue.

S'il est vrai que c'est un flou qui entoure le monde des drogues à cause des enjeux qu'elle comporte, il n'en demeure pas moins que le mal est bien dans la cité, tapi dans l'ombre, avec ses forces maléfiques, ses barons, son argent sale et ses loques humaines, subtiles, masquées.

S'il est en effet possible de faire des prises, c'est qu'il y a des trafiquants et si cette catégorie existe, c'est parce qu'il y a des usagers.

Le grand public s'en est ému. Les spécialistes en parlent comme d'un fléau social, d'une épidémie brutale. Ampleur et soudaineté ont pris au dépourvu familles et milieux sociaux qui réagissent souvent dans le désarroi, de façon anarchique, tantôt avec stupeur, tantôt avec une agressivité aveugle devant ce phénomène.

Malgré tout, certains chiffres et faits ainsi que le nombre d'articles qui paraissent quotidiennement dans la presse nationale pourraient renseigner largement sur son ampleur. Ces données et chiffres sont éloquents d'autant plus qu'ils sont l'arbre qui cache la forêt. Il est, en effet, difficile, voire impossible d'établir des statistiques fiables concernant l'ampleur des drogues au Sénégal à cause, entre autres, du foisonnement des réseaux informels et de la répression avec la Loi 2007-31 du 27 décembre 2007, dite Loi Abdou Latif Gueye qui criminalise la culture, le trafic et la production des drogues.

Les problèmes liés aux drogues deviennent de plus en plus complexes. Ses propriétés addictives relèvent, en effet, d'une complexité notoire. *« Nous nous trouvons en face d'un processus sociologique complexe et hétérogène »* (Werner, 1993) qui, selon Sarr (1992), *« est difficile à comprendre et à expliquer »*. C'est ainsi que sa compréhension comme fait social total nécessite des travaux pluridisciplinaires et également des recherches approfondies.

Au Sénégal, plus particulièrement, il est en effet difficile de lire des écrits tel le *Sénégal. Trajectoire d'un État* (Diop, 1992), sans être tenté de tomber dans ce que les co-auteurs de cet ouvrage ont appelé un « sénégalo-pessimisme ». Tout concourt à attester que notre pays occupe une bonne place dans la « littérature de la crise ».

Cet état se constate depuis la fin des années 2000 avec des vagues de jeunes qui, à bord de pirogues ou à travers le corridor libyen, vont à l'assaut de l'Europe qu'ils pensent être un Eldorado. Cela n'est ni plus ni moins qu'un suicide commis par ces jeunes hyperconnectés, ces migrants 2.0, conscients de tous les risques encourus lors de la traversée du désert ou de la mer mais qui choisissent la mort de là-bas à la mort d'ici (chômage, précarité, oisiveté, etc.) : *« on préfère la mort dans le désert que la mort sociale ici »* (Tine, 2019, p. 236).

Cet état se constate également dans les lieux à forte concentration humaine telles les villes, dans un continent où *la moitié de la population est urbaine* (Simone, 1998). Car comme le confirme Mbassi P. E., *s'il est incontournable que la réalité africaine sera de plus en plus urbaine, il n'en reste pas moins que les villes seront aussi les lieux d'expression du malaise social en Afrique*[2]. Ce malaise social, en engendrant une peur du lendemain toujours renouvelée, participe à la formation d'un nouveau type de citadin. *Une économie de la débrouille et de la magouille, une économie de rapt et de racket qui exerce ses effets pervers jusque dans les milieux de la spiritualité, d'où elle a évacué les interdits coraniques, la vertu du pauvre et finalement, chassé Dieu lui-même* (Dia, 2004, p. 20). En effet, l'absence de points de repère, le

[2] Mbassi P.E., « Décentralisation en Afrique au sud du Sahara », in *Le Courrier*, n° 149, pp. 83-84.

manque de valeurs, la conviction que rien n'a de sens et que cela ne vaut donc pas la peine de vivre, le sentiment tragique et désolant d'être des gens qui marchent, inconnus dans un univers absurde, peut inviter certains à rechercher une échappatoire exaspérée et désespérée dans les drogues ; le sentiment de solitude et d'incommunicabilité qui pèse sur la société moderne et bruyante, anonyme et même sur la famille... aboutit à un climat de scepticisme humain et religieux, marqué d'hédonisme, qui, à la fin, aboutit à la frustration, au vide existentiel, à la conception de la vanité de la vie, bref à la déviance.

La consommation de drogues au Sénégal, comme partout ailleurs, ne naît pas dans le vide. Elle est l'aboutissement de multiples facteurs, souvent entrelacés, qui façonnent les choix individuels. Pour lutter efficacement contre cette épidémie, il est crucial de comprendre ces origines de la dépendance, de les démêler pour mieux adresser chaque racine du problème.

De même, l'influence des pairs est l'un des premiers facteurs à considérer. L'être humain est profondément social, et notre comportement est souvent le reflet des normes et des attentes de notre entourage. Chez les jeunes, en particulier, l'appartenance à un groupe et l'acceptation sociale sont des moteurs puissants de comportement. Lorsque la consommation de drogues est perçue comme normative ou même valorisée au sein d'un groupe, le risque de succomber à la tentation augmente significativement. Il ne s'agit pas seulement de jeunes cherchant à s'intégrer ou à expérimenter ; il s'agit aussi d'adultes dont les environnements professionnels ou personnels normalisent, voire encouragent la consommation.

En outre, la curiosité, inhérente à la nature humaine, joue également un rôle crucial. La soif de vivre de nouvelles expériences, de ressentir des sensations inédites ou de s'évader de la monotonie quotidienne peut pousser les individus vers la drogue. Cette curiosité, lorsqu'elle n'est pas guidée par une connaissance des risques et des conséquences, peut mener à des choix regrettables. L'éducation et la sensibilisation prennent ici tout leur sens, en fournissant les informations nécessaires pour nourrir une curiosité saine, tournée vers des explorations sans danger.

Par ailleurs, l'évasion de la réalité est un autre moteur puissant de la consommation. Face aux défis, aux stress et aux douleurs de l'existence, les drogues peuvent sembler offrir un refuge, un moment de répit. Que ce soit pour échapper à la douleur physique, à l'angoisse, à la solitude ou au désespoir, le recours à des substances altérant l'esprit offre une solution temporaire mais à un coût exorbitant. Cette quête d'évasion révèle souvent des problèmes plus profonds, tels que la pauvreté, le chômage, la violence ou le manque d'opportunités, qui nécessitent des réponses complexes et multidimensionnelles.

On ne peut pas oublier la disponibilité des drogues qui est également un facteur non négligeable. Lorsque l'accès aux substances est facile, le risque de consommation augmente. Cela souligne l'importance des politiques de contrôle et de prévention, ainsi que de la création d'environnements sains où les alternatives positives sont plus accessibles que les choix destructeurs.

Les facteurs culturels et sociétaux ne doivent pas être sous-estimés. Dans une société où la consommation est parfois glamourisée ou associée à certaines formes de réussite sociale ou de rébellion, il peut être difficile de résister à l'appel de la drogue. Lutter contre ces perceptions et changer les narratives autour de la consommation nécessite un effort collectif et une remise en question de nos valeurs et de nos modèles.

CHAPITRE 2 :

L'épidémie silencieuse

Dans le concert des nations, où chaque pays joue sa propre mélodie, le Sénégal, avec ses rythmes envoûtants et sa culture riche, occupe une place unique. Pourtant, sous les notes vibrantes de la kora et les pas de danse endiablés, une mélodie plus sombre se fait entendre, une cadence qui bat au rythme d'un fléau insidieux : l'épidémie silencieuse de la drogue.

Le Sénégal, terre de *téranga*, d'hospitalité et de joie de vivre, voit ses ruelles animées et ses paisibles villages être peu à peu éclipsés par l'ombre grandissante de la consommation de drogues. Cette épidémie, qui ne crie pas ses maux mais les murmure sournoisement, se propage à travers les strates de la société, laissant derrière elle un sillage de détresse et d'interrogations.

Des saisies records annoncées dans les médias aux confidences murmurées dans l'intimité des foyers, les signes de cette crise sont omniprésents, dessinant les contours d'un défi majeur pour le Sénégal contemporain.

« Récemment, un certain nombre de saisies importantes de cocaïne impliquant les pays du Sahel ont fourni la preuve d'un trafic croissant de cocaïne à grande échelle à travers la région », dans son rapport 2023 (ONUDC, 2024). Les saisies de cocaïne ont explosé ces dernières années au Sénégal en particulier. Entre 2019 et 2021, 47,5 tonnes de cocaïne ont été saisies dans la région. Ce

chiffre est en constante progression, en plus d'autres substances qui y sont également saisies.

Alors qu'elles étaient quasi nulles entre 2016 et 2019, elles ont augmenté à partir de 2020 avec 120 kg de cocaïne saisis, puis en 2021 avec 2 706 kg, selon la base de données de l'Office des Nations unies contre la drogue et le crime (ONUDC). En 2023, les quantités interceptées par les autorités ont continué d'augmenter : 3 690 kg de cocaïne ont été saisis.

En effet, le mardi 28 novembre 2023, à 150 km au large de Dakar, un navire intercepté et sa cargaison ont été ramenés à la base navale Amiral Faye Gassama et remis aux autorités de la marine nationale du Sénégal. Le bateau contenait 3 tonnes de cocaïne pure saisies par le patrouilleur Fouladou. 800 kilos de cocaïne avaient été saisis en janvier 2023 au large des côtes sénégalaises sur un navire. Quelques mois plus tôt, en octobre 2022, 300 kilogrammes de cocaïne étaient saisis par la douane sénégalaise.

En janvier 2024, 690 kg de cocaïne ont été saisis à Saint-Louis. 690 kilogrammes de cocaïne ont été interceptés au large des côtes sénégalaises, ainsi que 92 kilogrammes de cocaïne en mars 2024 et 264 kg, en mai 2024, toujours à Koumpentoum.

En juin, il y a eu une saisie de 793 comprimés d'ecstasy et 30 kg de cocaïne à Keur Ayib (poste frontalier entre le Sénégal et la Gambie), 33 kg de cocaïne à Gandiaye (Kaolack), de 108,7 kg de cocaïne à Kolda, de 20 kg de cocaïne à l'aéroport de Diass et de plus de 324 kg de cocaïne saisis à Kédougou.

En juillet 2024, 40 kg de cocaïne ont été saisis à l'aéroport de Diass ; 365,4 kilos de cocaïne ont été saisis à Koumpentoum (Tambacounda) à bord d'un camion en provenance d'un pays « limitrophe ». La drogue, contenue dans 338 plaquettes et d'une valeur de 29,2 milliards de francs CFA (plus de 44 millions d'euros), était cachée sous le plateau du camion.

Cerise sur le gâteau, les autorités douanières de Tambacounda ont intercepté à Kidira une cargaison record de cocaïne, pesant 1 137,6 kg conditionnés en 948 plaquettes et mis dans des sacs soigneusement dissimulés dans le double fond d'un camion frigorifique venant d'un pays limitrophe du Sénégal, le 14 avril

2024. Évaluée à 91 milliards de francs CFA, cette saisie constitue la plus grande saisie intérieure de cocaïne au Sénégal.

Mais qu'y a-t-il derrière ces chiffres et ces récits ? Une réalité complexe, faite de visages et de destins croisés, de rêves brisés et de combats quotidiens.

La drogue, avec sa capacité caméléonesque de se glisser dans toutes les couches de la société, ne choisit pas ses victimes parmi une classe sociale, une tranche d'âge ou une région spécifique. Elle tisse sa toile insidieusement, touchant aussi bien le jeune désœuvré des quartiers populaires de Dakar que l'adulte en quête d'échappatoire dans les zones rurales isolées.

Cette épidémie n'est pas qu'une affaire de statistiques ou de politiques publiques ; elle est une question de vies humaines, d'espoirs évanouis, de familles ébranlées. Elle interroge notre capacité à écouter, à comprendre, à agir. Face à ce fléau, l'indifférence ou le déni ne sont pas des réponses ; ils sont le terreau sur lequel les drogues prospèrent.

Le Sénégal se trouve à un carrefour critique. L'augmentation de la consommation de drogues, particulièrement parmi les jeunes, n'est pas seulement un symptôme de mal-être individuel ; c'est le reflet d'une société en pleine mutation, tiraillée entre tradition et modernité, entre aspirations et réalités.

La lutte contre cette épidémie silencieuse requiert plus qu'une approche sécuritaire ou répressive. Elle exige une réflexion profonde sur les causes sous-jacentes de cette crise, un engagement communautaire et une volonté politique de s'attaquer aux racines du problème. Elle appelle à une solidarité nationale, à un dialogue ouvert et honnête, à une mobilisation de toutes les forces vives du pays.

Dans ce contexte, l'éducation joue un rôle primordial. Informer, sensibiliser, éduquer – ces mots doivent résonner dans toutes les initiatives visant à contrer l'impact de la drogue. Il ne s'agit pas seulement de transmettre des connaissances, mais de forger un esprit critique, de cultiver l'empathie, de renforcer la résilience.

La jeunesse sénégalaise, avec son énergie et sa créativité, est au cœur de cette bataille. En les équipant avec les outils nécessaires pour faire des choix éclairés, en les écoutant et en valorisant leurs voix, nous pouvons transformer cette épidémie silencieuse en une vague de changement positif.

Les familles, les éducateurs, les leaders communautaires, les décideurs politiques, les OSC[3], les ASC[4], les chefs religieux et coutumiers, les chefs de quartiers, les relais communautaires, les médiateurs, les *bajenu gox*[5], les sportifs, les artistes, les parents d'élèves, le mécénat, les syndicats, les amicales d'élèves et étudiants, les journalistes, les coachs, les influenceurs, etc. – chacun a un rôle à jouer dans cette lutte. La prévention doit être au cœur de nos actions, car chaque cas de dépendance évité est une victoire, chaque jeune sauvé de la spirale des drogues est un espoir pour l'avenir.

Le Sénégal, fort de son esprit de résilience, a les ressources pour faire face à cette épidémie. En s'appuyant sur ses valeurs de solidarité, de dignité et de respect, il peut transformer cette épreuve en une opportunité de renforcer le tissu social et de bâtir un avenir meilleur pour tous ses enfants.

L'épidémie silencieuse causée par des drogues n'est pas une fatalité. C'est un défi que nous pouvons relever, ensemble, avec courage, détermination et espoir. En ouvrant ce chapitre, vous ne découvrirez pas seulement les contours d'une crise ; vous serez invités à devenir des acteurs de changement, à joindre vos voix à ce chorus pour un Sénégal libéré de l'emprise de la drogue.

La route vers un Sénégal libéré des drogues est pavée d'initiatives locales, de volontés individuelles et de politiques adaptées, toutes convergentes vers un même horizon de bien-être collectif. Pour avancer, il est crucial de comprendre que chaque

---

[3] Organisation de la société civile.

[4] Association sportive et culturelle.

[5] C'est une « marraine de quartier » en wolof. Agent polyvalent doté d'un dynamisme et d'une expérience sociale reconnue, elles ne sont ni infirmières, ni sages-femmes, ni institutrices. Elles sont le plus souvent des femmes d'expérience respectées dans leur communauté. Elles transmettent leur savoir à toutes les femmes, qu'elles soient adolescentes, jeunes mariées ou mères, dans un acte de solidarité intergénérationnel bien inscrit dans les traditions sénégalaises. Elles sont des médiatrices que l'on peut appeler pour réconcilier des conjoints, des voisins, etc. Elles sont sollicitées pour sensibiliser sur l'hygiène, la santé, les drogues, les consultations pré- et postnatales, etc.

consommateur de drogues n'est pas simplement un chiffre dans les statistiques mais une personne, avec son histoire, ses luttes et ses espoirs.

La prise de conscience doit être globale. Il ne suffit pas de reconnaître l'existence du problème ; il faut s'immerger dans ses nuances, accepter de regarder au-delà des apparences pour saisir l'ampleur de la détresse qui se cache derrière la consommation. Cela requiert une empathie profonde, une volonté de comprendre sans juger, de soutenir sans stigmatiser.

La communication est une arme puissante dans ce combat. Elle doit être employée pour briser les tabous, pour ouvrir des espaces de dialogue où les gens peuvent partager leurs expériences, leurs peurs et leurs victoires. Les médias, les artistes, les influenceurs – tous peuvent contribuer à façonner un discours qui déstigmatise la question des drogues et encourage la prévention et la réhabilitation.

Au cœur de cette stratégie de communication doit se trouver le message que le changement est possible. Les témoignages de ceux qui ont surmonté la dépendance, les histoires de communautés qui se sont unies pour protéger leurs membres, les exemples de politiques efficaces – tous ces récits doivent être amplifiés pour inspirer et motiver.

Les politiques publiques jouent également un rôle déterminant. Elles doivent être conçues non seulement pour réprimer le trafic de drogues mais aussi pour offrir des alternatives et des soutiens aux usagers. Les programmes de prévention, de traitement et de réinsertion doivent être accessibles, inclusifs et adaptés aux réalités locales. Ils doivent s'attaquer aux causes profondes de la consommation, qu'elles soient sociales, économiques ou psychologiques.

L'éducation, dès le plus jeune âge, est fondamentale. Elle doit intégrer des programmes de sensibilisation qui équipent les enfants et les jeunes avec les compétences nécessaires pour faire face aux pressions sociales et aux tentations. Ces programmes doivent encourager le développement de l'estime de soi, le développement personnel, la prise de décision éclairée et la résolution de problèmes, tout en offrant une vision claire des conséquences de la consommation de drogues.

La communauté, dans sa diversité et sa richesse, est une alliée précieuse. Les leaders locaux, les associations, les groupes religieux et les familles peuvent créer un réseau de soutien solide pour les individus à risque. En cultivant un environnement communautaire qui valorise la solidarité, l'entraide et le bien-être collectif, on peut édifier un rempart contre la propagation de la drogue.

La recherche et l'innovation doivent également être mobilisées. Comprendre les tendances émergentes, identifier les substances nouvelles, analyser les données pour anticiper les évolutions – tout cela est essentiel pour rester en avance sur le phénomène et adapter les réponses en conséquence.

Enfin, la collaboration internationale est indispensable. Les drogues ne connaissent pas de frontières, et les efforts pour la combattre doivent être tout aussi transnationaux. En partageant les connaissances, les ressources et les meilleures pratiques, le Sénégal peut à la fois apprendre des autres et contribuer à la lutte mondiale contre ce fléau.

Chaque pas sur ce chemin est un pas vers un Sénégal où la jeunesse peut s'épanouir sans l'ombre de la drogue, où les familles peuvent prospérer sans craindre son emprise, où les communautés peuvent grandir en force et en harmonie. Ce chapitre n'est pas simplement une analyse ; c'est un appel à l'action, un hymne à la résilience, une invitation à chaque Sénégalais à prendre part à cette mission cruciale pour l'avenir de notre nation.

CHAPITRE 3 :

L'abus

C'est à partir des années 1870 que les consommations prennent l'allure de la dangerosité sociale.

Les effets secondaires négatifs de l'abus de cocaïne se manifestèrent vers la fin du XIXe siècle au fur et à mesure que son utilisation devenait de plus en plus répandue dans les zones urbaines et parmi la population indigente afro-américaine du pays. Une littérature populaire pleine de préjugés et les médias qui attisaient la peur focalisaient de manière excessive sur la menace d'une éventuelle violence ou même de rébellion parmi la population noire du pays sous l'influence de la cocaïne. Au fur et à mesure que la cocaïne était de plus en plus associée à des styles de vie antisociaux et louches, aux gangs et à la prostitution, et que certains de ces effets négatifs sur la santé devinrent plus largement connus, il apparut clairement que le manque de réglementation pourrait mettre en danger la santé publique ainsi que l'ordre public (ONUDC, 2009).

De même, les dommages pour la santé physique, psychologique et sociale des individus et des communautés ont fait de l'usage des drogues un danger public à échelle mondiale. La dépendance est devenue un sujet de préoccupation pour de nombreux gouvernements puisqu'elle affecte la santé publique et sociale ainsi que les ressources économiques (Engel, 1951).

Avec la révolution industrielle qui généralise, standardise, fait circuler les produits et abaisse les prix, les drogues se démocratisent. L'alcool et le tabac puis la morphine, la cocaïne et enfin l'héroïne deviennent des produits nocifs. Plus que les produits, ce sont les usages qui inquiètent. Les médicaments du bonheur (opium, éther, haschich) ont commencé leur vie dans la première moitié du XIXe siècle (Nourrisson, 2017, p. 8).

Par ailleurs, en 1858, le traité de Tientsin[6], conclu à la fin des guerres de l'Opium[7], obligeait les Chinois à légaliser le commerce et la culture du pavot (effectuée au détriment de celle des plantes comestibles) qui a pris alors une extension considérable et le nombre de fumeurs s'est multiplié (Glatt, 1970). De même, en 1871, l'armée française, sous l'effet de la défaite terrible face à l'Allemagne, passe pour un sommet de consommation alcoolique et tabagique (Nourrisson, 2017). L'alcool permettait ainsi aux ouvriers de se libérer des souffrances infligées par la guerre. Cependant, on remarque qu'aujourd'hui ces formes d'émeutes du XIXe siècle n'existent plus mais l'usage de drogues demeure toujours dans la société et les dangers liés aux drogues continuent de prendre de l'ampleur. En effet, l'alcool, qui permettait aux ouvriers de se libérer des valeurs traditionnelles de la société, présentait tous les critères d'un grand fléau comme la tuberculose, le sida, etc. (Nourrisson, 2017, p. 8). L'alcool était considéré et représenté comme un fléau et devint la cause des graves dommages pour la société, sur la santé physique, intellectuelle et morale des populations (Nourrisson, 2017, p. 10).

En ce qui concerne la production, le rapport mondial sur les drogues de l'ONUDC (2024) déclare dans un rapport que les pays producteurs du Sud acheminent par tonnes, par voie maritime notamment, de la cocaïne, des amphétamines, du cannabis, ou

[6] Le traité de Tientsin conclut la première phase de la seconde guerre de l'Opium (1856-1860). Le Second Empire français, le Royaume-Uni, l'empire russe et les États-Unis furent les parties concernées. Cette traite permettait l'ouverture de onze (11) nouveaux ports aux étrangers, autorisant des délégations étrangères à Pékin et légalisant l'importation de l'opium.

[7] Les guerres de l'opium opposent principalement la Chine et le Royaume-Uni, la Chine désirant interdire les importations d'opium britannique. À la suite de ces guerres, le Royaume-Uni obtient la liberté d'importer son opium en Chine.

encore de l'héroïne, aux pays consommateurs du Nord, où la demande est forte et se diffuse dans toutes les classes sociales.

- Le cannabis reste de loin la drogue la plus couramment consommée dans le monde. Environ 219 millions de personnes, soit 4 % de la population mondiale, ont fait usage de cannabis en 2021. Le nombre de personnes faisant usage de cannabis a augmenté de 21 % ces dix dernières années.

- On estime à 60 millions le nombre de personnes qui ont fait usage d'opioïdes en 2021, ce qui représente 1,2 % de la population mondiale. La superficie consacrée à la culture du pavot à opium dans le monde a augmenté de 28 % en 2022. La production d'opium a diminué de 3 %, mais la tendance sur le long terme reste à la hausse. L'Afghanistan était toujours à l'origine de la majeure partie (80 %) de la production mondiale d'opium illicite en 2022.

- Environ 22 millions de personnes, soit 0,4 % de la population mondiale, ont fait usage de cocaïne en 2021. Les Amériques et l'Europe occidentale et centrale restent les deux principaux marchés de consommation de la cocaïne. La demande a augmenté en Afrique et en Asie ces vingt dernières années. La fabrication de cocaïne a de nouveau atteint un niveau record en 2021, à 2 304 tonnes (cocaïne pure).

- On estime à 36 millions le nombre de personnes qui ont fait usage d'amphétamines en 2021, ce qui représente 0,7 % de la population mondiale.

- Environ 20 millions de personnes, soit 0,4 % de la population mondiale, ont fait usage de substances de type « ecstasy » en 2021.

En Afrique, des quantités considérables de cocaïne sont acheminées au large des côtes de l'océan Atlantique et par les ports et les aéroports du continent africain (Plan d'action de l'Union africaine, 2019). Le trafic de drogues illicites est lucratif et en pleine expansion sur tout le continent. L'Afrique sert principalement de site de transit et, de plus en plus, de marché de consommation (ONUDC, 2018). Le trafic s'est déplacé vers l'Afrique considérée comme une voie présentant des difficultés moindres. Au cours de l'histoire, le Sahel et le Sahara ont été des régions d'échanges et de communication entre l'Afrique du Nord et l'Afrique occidentale [...]. Il y a eu une véritable complémentarité entre les économies de l'Afrique du Nord et celles de l'Afrique subsaharienne. À cela, il convient d'ajouter le brassage culturel et religieux entre ces deux rives du Sahara avec l'expansion de l'islam en Afrique [...]. Ce rayonnement économique et culturel va connaître un déclin avec l'essor du commerce maritime au XIXe siècle et la colonisation de l'Afrique à la même époque par les puissances occidentales [...] (Scheele, 2011). Avec les indépendances, les nouveaux États vont développer les régions côtières, renforçant ainsi le déclin des régions sahéliennes et les pays enclavés comme le Mali, le Niger, le Burkina Faso ou le Tchad ont continué à connecter leur économie vers l'Atlantique à travers la route ou le chemin de fer vers les ports de Dakar, Abidjan, Cotonou, Daoulas, etc. (Gaye, 2017, p. 8). Cette extraversion des économies ouest-africaines va s'accompagner d'un appauvrissement continu des régions périphériques avec la faible présence de l'État et l'extrême pauvreté, qui seront un terreau fertile pour le développement de la contrebande et des trafics [...], des activités illicites sont menées par les populations des zones frontalières à travers des réseaux communautaires établis de part et d'autre des frontières (Gaye, 2017, p. 8). Le lien entre trafic de drogue-réseaux djihadistes a été ainsi démontré car certains groupes extrémistes[8] présents en Afrique couvrent des territoires et agissent comme des douaniers. Ils peuvent sécuriser certaines routes en nouant des alliances avec des trafiquants afin d'en tirer profit (Gaye, 2017, p. 15).

L'Afrique est devenue la terre de passage pour les trafics illicites, la plupart du temps, importés des continents asiatique et sud-américain en direction de l'Amérique du Nord, de l'Europe et de l'Afrique. Cette dernière est devenue non seulement un itinéraire de transit majeur dans le commerce mondial des stupéfiants, mais aussi un gros consommateur. La consommation de drogues en Afrique de l'Ouest et du Centre a augmenté de 23 % au cours des

[8] Le cas d'AQMI (Al Quaïda au Maghreb islamique). Ce groupe djihadiste s'est installé dans le nord du Mali depuis 2004 dans le but de relancer son projet de djihad après l'échec des islamistes en Algérie. Pour poursuivre, AQMI va se lancer dans deux types d'activités : les enlèvements d'Occidentaux et la protection et la sécurisation des convois de drogues et de contrebande moyennant une taxe.

dix dernières années selon les données de l'ONUDC[9]. Entre 2019 et 2023, 80 tonnes de cocaïne ont été saisies en l'Afrique de l'Ouest, principalement au Cap Vert (16,8), au Sénégal (5,8), en Guinée (4,2), au Bénin (3,9), en Gambie (3,8), en Côte d'Ivoire (3,5), et en Guinée-Bissau (2,7). Le flux de cocaïne et d'héroïne passant par l'Afrique de l'Ouest est estimé entre 30 et 40 tonnes par an. Ces quantités représenteraient une valeur en gros de 1,25 milliard de dollars US en Europe et procurent des revenus substantiels aux narcotrafiquants (Plan stratégique de lutte contre la drogue, 2016-2020). Toujours dans ce même rapport, il décrit les tendances, par exemple que l'augmentation des surfaces cultivées a fait que la fabrication mondiale de cocaïne a atteint un niveau record de 1 976 tonnes en 2017, soit une augmentation de 25 % par rapport à l'année précédente [...]. Au cours de la même période, la quantité mondiale de cocaïne saisie en 2017 a augmenté de 13 % pour atteindre 1 275 tonnes.

Dans le même temps, on observe une croissance exponentielle du nombre de consommateurs de drogues et, de ce fait, une augmentation des problèmes liés à la consommation de drogues. En effet, la consommation de drogues par injection devient ainsi un véritable problème, estime l'OMS dans un rapport intitulé « Le problème mondial de la drogue sous l'angle de la santé publique » (2017). Elle rappelle que son usage constitue l'une des principales préoccupations en termes de santé publique. Il estime aussi que pour l'année 2015, la consommation de substances psychoactives est responsable de plus de 450 000 décès par an. La charge de morbidité à la consommation représente 1,50 % de la charge mondiale de morbidité, et la consommation de drogues par injection est à l'origine de 30 % des nouvelles infections par le VIH en dehors de l'Afrique subsaharienne, selon les estimations, contribuant de manière importante aux épidémies d'hépatite B et d'hépatite C dans toutes les régions. Cela a été confirmé par le rapport mondial de l'ONUDC, publié en juin 2019, qui estime que 35 millions de personnes dans le monde souffrent de troubles liés à l'usage de drogues alors que seulement 1 personne sur 7 reçoit un

[9] https://www.un.org/en/dakar/la-consommation-de-drogues-en-afrique-de-l%E2%80%99ouest-et-du-centre-augmente-de-23-au-cours-des-dix consulté le 17 septembre 2024.

traitement. La consommation de drogues injectables a été signalée dans presque tous les pays d'Afrique de l'Ouest, notamment au Nigeria, en Côte d'Ivoire, au Ghana et au Sénégal, souvent en mettant l'accent sur la capacité de l'utilisation des seringues à aggraver la situation déjà périlleuse de l'épidémie de VIH/SIDA et les hépatites.

En Afrique, l'usage des drogues dans les sociétés traditionnelles ou dans les pays en développement (PED) comme le Sénégal a été privilégié par sa position géographique. En effet, le Sénégal est une des plaques tournantes du trafic international de toutes les drogues (en particulier des drogues dures, cocaïne et héroïne) en Afrique de l'Ouest vers l'Europe et presque toutes les routes de l'Afrique de l'Ouest au Maroc passent par le Sénégal. Cependant, malgré l'ampleur du trafic dans le pays, aucune drogue dure n'est produite à Dakar mais il est évident qu'il existe de la cocaïne et de l'héroïne dans la ville (Institut d'étude de sécurité, 2014). Autrement dit, à l'exception du cannabis produit en majorité localement, les autres drogues sont majoritairement importées. En 2018, le représentant régional de l'ONUDC déclare que les narcotrafiquants, au lieu de payer en espèces, payent en nature (en drogue) à leurs relais africains, ce qui crée également un marché local.

En outre, les saisies récentes montrent que l'offre de drogues se diversifie, leur circulation s'intensifie et que le Sénégal compte de plus en plus d'usagers. Les saisies de drogues se sont multipliées et les médias n'arrêtent pas d'attirer l'attention sur la situation du trafic. Les médias sénégalais tirent la sonnette d'alarme sur les saisies de drogues qui se multiplient. Le 24 janvier 2023, la Direction des relations publiques des armées (DIRPA) sénégalaises a saisi 805 kg de cocaïne sur un navire au large de Dakar[10]. Le 20 février 2023, l'Office central de répression du trafic illicite de stupéfiants (OCRTIS) a réussi le démantèlement d'un cartel de trafic international de drogues dures basé à Bissau, et qui étendait ses tentacules jusque dans la capitale sénégalaise. Il s'agit d'un réseau composé d'un capitaine de l'Armée de l'air bissau-guinéenne, le trait d'union entre cette mafia de Guinée-Bissau et le

[10] https://www.voaafrique.com/a/s%C3%A9n%C3%A9gal-plus-de-800-kg-de-coca%C3%AFne-saisis-sur-un-navire-au-large-de-dakar-arm%C3%A9e/6931564.html consulté le 18 septembre 2024.

marché noir sénégalais[11]. En outre, une saisie[12] record d'une tonne de cocaïne pour une valeur marchande de 90 milliards de FCFA (137 millions d'euros) a été effectuée par la Douane sénégalaise à Kidira (Région de Tambacounda). Ceci montre comment le Sénégal est une zone de transit privilégié du trafic de drogue. En octobre 2014, le directeur général de l'OCRTIS, Mame Seydou Ndour, déclarait que « le Sénégal, de par sa position géographique, ses bons réseaux téléphoniques, son port compétitif, sa stabilité politique, son bon système d'échange partout, et également sa fameuse Téranga sénégalaise, font qu'il est très prisé par les trafiquants[13] ». Déjà en 2014, plusieurs points d'entrée étaient identifiés, à savoir : l'aéroport international Léopold Sédar Senghor de Dakar, un point de transit majeur. Le port de Dakar, sur la côte atlantique, est un autre point d'entrée au Sénégal ; le troisième étant la frontière gambienne dans le sud du pays (Diagne, 1993). Ce dernier est également frontalier de la Guinée-Bissau, qui est impliquée dans la contrebande de cocaïne et qualifiée de « narco-État » il y a quelques années. Zone de transit au départ, l'Afrique de l'Ouest est peu à peu devenue une région consommatrice. Tout ne transite pas, une certaine quantité reste, a déclaré le chargé de la réduction de la demande de drogues au sein de l'ONUDC lors de la journée mondiale de « lutte contre les abus et trafic de drogue » (le 26 juin 2018). C'est ainsi que le trafic de drogues a pris une ampleur et constitue une menace pour les progrès réalisés dans de nombreux pays ouest-africains en matière de gouvernance, de développement, de stabilité, de sécurité et de développement socio-économique.

Le cannabis est la drogue la plus consommée au Sénégal. En 2013, selon le journal *Le Témoin*, dans le tableau récapitulatif national des drogues saisies, il est apparu que le chanvre indien a enregistré une quantité globale annuelle de 11 223 424 kilogrammes et 4 560 personnes ont été mises en cause réparties en

[11]https://www.seneweb.com/news/Societe/un-nouveau-cartel-de-cocaine-demantele-a_n_402070.html consulté le 18 septembre 2024.

[12] https://www.voaafrique.com/a/s%C3%A9n%C3%A9gal-saisie-d-une-tonne-de-coca%C3%AFne-sur-la-route-une-premi%C3%A8re-selon-les-douanes/7570633.html consulté le 18 septembre 2024.

[13] https://www.seneplus.com/article/la-drogue-au-s%c3%a9n%c3%a9gal consulté le 17 septembre 2024.

2 930 usagers et 1 630 trafiquants. La région de la Casamance, dans la partie sud du Sénégal, est considérée comme la plus grande zone de culture de cannabis du Sénégal (Institut d'études de sécurité, 2014). *« Le prélèvement de taxes par le MFDC, sous peine de représailles, pour contribuer ainsi à l'effort de guerre coïncide avec la création en 1982 d'"Atika", la branche armée du MFDC. Les revenus dégagés et qui font office d'impôts révolutionnaires, de même que les opérations de troc d'armes contre cannabis, auraient permis à cette branche armée de moderniser son armement »* (Tine, 2022, p. 155).

La production et les ventes de cannabis se poursuivent sur les îles Karones. Elles impliquent principalement des Sénégalais et des Bissau-Guinéens. Cependant, les îles de Bliss fournissent le gros du bataillon des producteurs de toutes les 14 îles de la commune de Kafountine[14] à cause de son inaccessibilité et de son éloignement [...], la zone est déshéritée et éloignée de l'État et de ses services. Son enclavement ainsi que l'absence de voies de communication constituent, pour ainsi dire, un « avantage comparatif » au développement des cultures illicites et au convoyage de la contrebande (Tine, Diatta, 2018, p. 9).

La Casamance est depuis très longtemps une plateforme privilégiée et un carrefour international pour les échanges de marchandises provenant de régions écologiques et des pays limitrophes (Gambie, Guinée-Bissau, Guinée), mais aussi de contrebande (sucre, huile, alcool, etc.) (Fanchette, 2001) ; de ce fait, la circulation de marchandises devient une occasion favorable entre ces pays et le Sénégal pour faire transiter les drogues. En Casamance, cette situation est plus exacerbée car l'instabilité sociopolitique liée au conflit interne armé oppose l'État du Sénégal au MFDC, asphyxiant ainsi l'économie locale, région pourtant

[14] La commune de Kafountine (Arrondissement de Kataba 1, Département de Bignona, Région de Ziguinchor) s'étend sur 908 km^2 et est située à l'ouest par l'océan Atlantique, à l'est par le marigot de Diouloulou, au nord par la commune de Kataba 1 et au sud par le fleuve de Casamance. Sa partie continentale s'étend sur 76 km^2 et compte 5 villages : Kafountine, Diannah, Albadar, Abéné et Colomba. Sa partie insulaire est composée de 14 îles : Kailo, Boune, Boko, Saloulou, Kassel, Mantate, Coumba, Coumbaloulou, Bakassouck, Hilol, Haer, Diogué, Niomoune et Hitou, et s'étend sur 832 km^2.

considérée comme pouvant être le « grenier du Sénégal » (Diedhiou, 2011). Cette instabilité et cette insécurité sont un terreau fertile qui profite tant aux producteurs de cannabis, aux dealers, qu'aux consommateurs de la région naturelle de la Casamance.

Ce phénomène est devenu plus apparent par le développement des espaces de « non-droit », autrement dit les espaces transfrontaliers avec la Sénégambie, espaces favorables aux développements de trafics de toutes sortes dont le trafic de drogues reste le plus important (Diallo, 2012). Ces dernières années, le développement du narcotrafic a pris une place insoupçonnée dans les pays de la Sénégambie, en particulier la Guinée-Bissau que certains qualifient même de narco-pays (Diallo, 2012). En septembre 2016, la police de la Guinée-Bissau a arrêté deux Vénézuéliens et saisi 674 kilos de cocaïne d'une valeur de 30,5 millions d'euros. En 2021, la Marine nationale sénégalaise a procédé à une saisie annuelle globale de dix-huit (18) tonnes de produits stupéfiants. Cela dit, les drogues transitent de la même manière que les hommes et les marchandises. Ce qui fait que le Sénégal est devenu un pays de transit des drogues en provenance de Gambie et de la Guinée-Bissau vers l'Europe et passant généralement par Dakar (ANRS, 2014). Ce qui révèle de réels problèmes politiques auxquels le pays est confronté et interpelle les autorités à mettre en place des mesures pour parer à une éventuelle surcharge dans les prisons.

Aussi, ce phénomène est devenu plus apparent avec le développement du tourisme dans le pays. Le Sénégal attire de nombreux touristes étrangers parmi lesquels se trouvent des personnes qui soit proposent une consommation de drogues soit sont initiées à l'usage de drogues, ce qui peut contribuer à banaliser la consommation dans les sites touristiques : stations balnéaires de la petite côte et de la Casamance, parcs naturels du Saloum, etc., et un parc hôtelier important. Selon le ministère du Tourisme et des Loisirs (2023), il y a 423 réceptifs hôteliers à Dakar, 357 à Thiès, 178 à Ziguinchor, 101 à Fatick, 85 à Saint-Louis, 55 à Tambacounda, 43 à Kédougou, 29 à Kaolack, 21 à Kolda, 18 à Louga, 10 à Matam, 9 à Diourbel, 8 à Sédhiou, 6 à Kaffrine. C'est le cas par pôle où la Casamance est en ballotage sur le nombre de chambres et de lits avec Thiès respectivement 4 460 et 9 115 et derrière Dakar 8 061 et 16 702. Pour le nombre de guides, le pôle Thiès est premier avec 141 et Dakar 76 suivi de la Casamance 38.

Cet aspect mériterait des études plus approfondies pour démontrer le lien qui existe entre la consommation de drogues et le tourisme.

Au Sénégal, l'accès à un traitement adéquat devient ainsi le principal problème pour les individus et pour les autorités en charge de la question. Dans la même lancée, le directeur exécutif de l'ONUDC, Yury Fedotov, déclare « qu'un sur six usagers problématiques[15] de drogues a un accès à un traitement ». Les usagers de drogues injectables (UDI) font partie de ce groupe de population clé[16] la moins connue et la moins maîtrisée en Afrique d'après l'ONUDC (2018). Il ajoute que sur les 49 pays d'Afrique subsaharienne, seuls 16 pays disposent de données sur la consommation de drogues injectables et sur les 2,3 millions de consommateurs enregistrés dans cette partie du continent, on enregistre 564 000 personnes vivant avec le VIH. Ce qui stipule ainsi que plus de travail devrait être fait pour promouvoir l'importance de comprendre et de traiter la dépendance aux drogues comme un problème de santé chronique qui, comme d'autres maladies chroniques, telles que le diabète ou l'hypertension, exige à long terme un traitement et des soins.

De la liberté de consommer par l'individu contre le danger pour la société, le débat sur les drogues s'intensifie et la lutte contre ce fléau devient de plus en plus nécessaire. En effet, la lutte contre les drogues remonte à des temps très anciens. Le plus ancien est probablement la prohibition à l'alcool[17]. Toujours dans l'optique de contrôler les stupéfiants, au XXe siècle, le contrôle de la consommation et la circulation des drogues en s'appuyant sur le

---

[15] Les « usagers problématiques de drogues » sont définis par l'Observatoire européen des drogues et des toxicomanies comme des usagers de drogues par voie intraveineuse ou usagers réguliers d'opioïdes, cocaïne ou amphétamines durant l'année passée parmi les 15-64 ans.

[16] Population vulnérable et marginalisée.

[17] Au lendemain de la Grande Guerre, les États-Unis reviennent d'Europe victorieux [...]. L'Amérique voit sa société se dépraver au rythme de la consommation et de plaisirs d'après le mouvement prohibitionniste qui vise alors à instaurer des mœurs plus conformes à la morale chrétienne et plus favorables à la santé, en diminuant la consommation d'alcool des Américains.

droit et la médecine commence à se propager dans certains pays dans le but de permettre aux États de protéger leurs populations. C'est dans cette lancée que se sont inscrits les États-Unis, notamment l'élaboration des grandes conventions internationales sur les stupéfiants de l'Organisation des Nations unies (ONU) (Protais, 2016). Ainsi, une Commission des stupéfiants (CDS) a été créée par le Conseil économique et social des Nations unies (ECOSOC). L'Organe international de contrôle des stupéfiants (OICS) est chargé ainsi d'analyser le problème mondial de la drogue et avance des propositions pour renforcer le système international de contrôle des stupéfiants. Cette commission veille également à la mise en œuvre des trois conventions internationales portant sur le contrôle des stupéfiants (la convention de 1961 sur les stupéfiants, la convention de 1971 sur les substances psychotropes et la convention des Nations unies de 1988 contre le trafic et les substances psychotropes).

Nombre de ces principes sont aujourd'hui perçus comme allant de soi et l'on oublie souvent qu'au début du siècle, de nombreux pays dépendaient des revenus de la production et du commerce de la drogue pour couvrir les dépenses de l'État et les déficits commerciaux, et/ou toléraient la consommation non réglementée de stupéfiants. Il aura fallu presque cinq décennies pour influencer la réglementation en ce qui concerne la santé, la sécurité et le commerce, et pour voir les gouvernements commencer à codifier les principes fondamentaux du système international de lutte antidrogue sous forme de législation internationale (ONUDC, 2009, p. 3).

Face à ces politiques de lutte pour l'éradication de ce phénomène, le Sénégal n'est pas resté sans réaction. À l'instar des autres pays d'Afrique, le Sénégal par le biais de ces différents acteurs étatiques et organisationnels s'est engagé pour combattre ce fléau mais ces réponses ont toujours été répressives. En effet après les indépendances, sur le plan institutionnel, la législation sénégalaise a ratifié les trois (03) conventions des Nations unies pour mieux contrôler la croissance de l'épidémie des drogues dans le pays. Le Sénégal a également adopté la convention unique des Nations unies sur les stupéfiants telle que modifiée par le protocole de 1972 portant amendement de la convention unique sur les stupéfiants de 1961, la convention de 1971 sur les substances psychotropes et la convention des Nations unies contre le trafic illicite de stupéfiants et de substances psychotropes de 1988 (ONUDC, 2014). Ces différentes conventions font obligation aux parties prenantes en particulier le Sénégal de lutter contre l'usage, la détention, la fabrication, la production, le commerce et la délivrance de produits psychotropes sauf à des fins médicales et scientifiques et les parties prenantes devront prendre toutes les mesures possibles pour assurer le traitement, la postcure, le prompt dépistage, l'éducation, la réadaptation et la réintégration sociale des personnes intéressées (ONUDC, 2014). Toujours dans la même optique de lutter contre ce phénomène, le Sénégal a aussi adopté, sur le plan juridique, des décrets et des lois pour la lutte antidrogue. C'est la Loi 97-18 du 1er décembre 1997 portant Code des drogues (Code des drogues, 97-12-1). Il y a la Loi 2007-31 du 27 décembre 2007, dite Loi Latif Gueye, qui criminalise la culture, le trafic et la production des drogues [...]. De même, la Loi 2014-10 du 28 février 2014 portant Code des douanes autorise les agents des douanes à utiliser les techniques spéciales d'enquêtes. Ces dispositifs devraient permettre au gouvernement de renforcer la législation du pays relative à l'usage de stupéfiants. Cependant, malgré cet arsenal juridique et conventionnel, le phénomène continue de prendre de l'ampleur.

Une nouvelle forme de penser les usages liés aux drogues a fait son apparition. Il s'agit de la réduction des risques[18]. En effet, la conjugaison de la propagation du VIH et des hépatites, de la hausse des décès par overdose, de l'augmentation de l'usage de drogues dans l'espace public et du taux d'échec des traitements abstinents, fait apparaître le besoin de réponses alternatives à la criminalisation de la consommation de drogues et par conséquent transforme

---

[18] Signifie littéralement réduction des dommages sous-entendus causés par l'usage des drogues. En effet, l'apparition au début des années 1990 du concept anglo-saxon de « Harm reduction » ou réduction des dommages ou des risques liés à la consommation de drogues ou encore RdR est une démarche pragmatique et de santé publique qui consiste à soutenir les personnes et trouver avec elles des solutions adaptées à leurs pratiques et dans le respect de celles-ci afin de réduire les risques de contamination et/ou de transmission du VIH et des hépatites comme la mise à disposition de seringues propres à usage unique, une salle de consommation à moindre risque.

l'usage des drogues en un problème de santé publique (Roustide, 2004).

Ainsi, la réduction des risques (RdR) a été développée, en dehors de tout cadre juridique officiel en France, par des personnes physiques ou morales qui se sont senties investies d'une responsabilité politique, médicale, morale, sociale, éthique ou encore humanitaire. Par exemple, la décision politique d'autoriser la vente libre des seringues en officine, prise en 1987 par la ministre de la Santé, Michèle Barzach, constitue la première mesure fondatrice de la politique de réduction des risques en France (Duplessy, Chappard, 2012). Cette origine explique la diversité des associations engagées dans la réduction des risques : associations ayant pour but spécifique la réduction des risques ; associations issues de la lutte contre le Sida ou le Virus de l'hépatite C (VHC) ; et la prise en charge des travailleuses du sexe; associations du secteur de soins pour toxicomanes ; collectivités locales, etc.

Au Sénégal, le concept de la réduction des risques se matérialise par la création dans le cadre du programme conjoint ONUDC-OMS, du premier centre de prise en charge intégrée des addictions de Dakar (CEPIAD) en 2014 grâce à la contribution de la France et des États-Unis (ONUDC, 2015). Cependant, on note une répartition très inégale de centre de traitement pour addiction.

Tableau 2 : Les structures de prises en charge psychiatriques et addictologiques au Sénégal

NOM DE LA STRUCTURE	REGIONS	TYPES					
		Hôpital psychiatrique	Centre de santé mentale	Service de psychiatrie	Service de pédopsychiatrie	Centre d'addictologie	Centre de réinsertion
Clinique Moussa DIOP CHNU Fann	Dakar			X			
CEPIAD	Dakar					X	
Pédopsychiatrie Keur Xaléyi	Dakar				X		
Le pavillon France HPD	Dakar			X			
CHNP de Thiaroye	Dakar	X			X	X	
Centre Émile Badiane	Ziguinchor		X				
Dalal Xël de Fatick	Fatick		X				
Dalal Xël de Thiès	Thiès		X				
Centre psychiatrique Tambacounda	Tambacounda		X				
Service de psychiatrie HR de Louga	Louga			X			
Service de psychiatrie HR de Saint Louis	Saint Louis			X			
Centre de réinsertion de Kaolack.	Kaolack						X
Service de psychiatrie HD de Mbour	Thiès			X			
Service de psychiatrie de HMO	Dakar			X			
Service psychiatrique de Sedhiou	Sedhiou			X			
Service Pedopsychiatrie de Diamniadio	Dakar				X		

Source : Rapport sur la prise en charge des usagers de substances psychoactives au Sénégal en 2021 – MSAS – Jean TINE (MSAS, 2021)

Il faut ajouter qu'en 2024, les Frères de Saint-Jean-de-Dieu (déjà présents à l'hôpital Saint-Jean-de-Dieu – Thiès, à Dalal Xel Thiès et Dalal Xel Fatick) ont ouvert un centre de prise en charge des addictions à Nguekhokh (Département de Mbour).

CHAPITRE 4 :

Le cannabis en Casamance

La Casamance, région située au sud du Sénégal, se distingue non seulement par son riche patrimoine culturel et sa biodiversité exceptionnelle, mais aussi par une réalité moins reluisante : elle est la principale zone de production de cannabis dans le pays ; elle est d'ailleurs appelée la « Colombie du Sénégal » (Tine, Diatta, 2019, p. 83). Cette singularité régionale n'est pas seulement une question de statistiques ou de droit pénal ; elle touche au cœur même des dynamiques sociales, économiques et culturelles de la Casamance.

La Casamance est toujours traversée par un conflit interne armé qui a éclaté en décembre 1982. Les affrontements entre le Mouvement des forces démocratiques de la Casamance (MFDC) et les forces armées sénégalaises ont affecté cette région.

Les morts se comptent par milliers ; des populations ont été déplacées et des villages rayés de la carte ; les mines antipersonnel sont encore omniprésentes. La violence de ce conflit interne armé a engendré une violence structurelle, économique et symbolique. C'est dans ce contexte que la culture, la consommation et le trafic de stupéfiants gagnent du terrain.

La Casamance est considérée comme la région où la culture du cannabis est la plus développée, avec précisément l'archipel de Kafountine (îles Bliss, îles Karones) et les villages du Fogny dans le Département de Bignona. Dans cette zone devenue la première productrice de cannabis au Sénégal, la culture du cannabis fait l'objet d'une attention particulière et des opérations consistant à détruire les cultures de cannabis sont régulièrement effectuées par l'armée sénégalaise.

Historiquement, la Casamance a toujours joui d'une certaine autonomie culturelle et économique par rapport au reste du Sénégal, ce qui a contribué à des dynamiques uniques dans la région, y compris dans ses pratiques agricoles. La culture du cannabis, bien que clandestine, s'est intégrée dans ce contexte comme une culture de rente pour de nombreux agriculteurs, souvent confrontés à la précarité et à l'absence d'alternatives économiques viables. Cette culture offre des revenus nettement supérieurs à ceux des cultures traditionnelles, attirant ainsi de nombreux agriculteurs malgré les risques légaux et les implications morales (Tine, Diatta, 2020a).

Du côté des consommateurs, le cannabis en Casamance est utilisé à des fins diverses, allant du récréatif à l'automédication, reflétant une palette de besoins et de désirs individuels et collectifs. Chez certains, il sert à apaiser le stress, chez d'autres, à renforcer les liens sociaux ou à s'inscrire dans certaines pratiques culturelles.

Cependant, les implications de cette culture et consommation ne sont pas sans conséquences. Socialement, le cannabis crée une dichotomie au sein de la communauté entre ceux qui en tirent un bénéfice économique et ceux qui en subissent les répercussions, notamment les familles et les jeunes exposés aux risques de dépendance et aux conflits avec la loi.

Économiquement, si la culture du cannabis offre un gain immédiat pour certains agriculteurs, elle pose la question de la durabilité. Les profits générés ne sont souvent pas réinvestis dans l'économie locale de manière durable, et l'illégalité de cette culture empêche toute forme de régulation ou de soutien qui pourrait en faire une source de revenus stable et sécurisée pour la région.

Les enjeux légaux et de santé publique sont également prégnants. Les efforts de répression, bien que nécessaires pour faire respecter la loi, peuvent parfois exacerber les tensions dans les communautés, créant un cercle vicieux de méfiance et de marginalisation. Par ailleurs, l'absence de programmes de sensibilisation adaptés aux réalités locales peut laisser la population vulnérable aux méfaits d'une consommation abusive.

Dans ce contexte complexe, il est impératif d'adopter des approches nuancées et contextualisées. Les politiques de lutte contre la culture et la consommation de cannabis en Casamance ne peuvent se résumer à des mesures répressives ; elles doivent également inclure des volets de développement économique, d'éducation et de santé publique. Il est crucial de proposer des alternatives économiques viables aux agriculteurs, d'offrir des programmes de prévention et de traitement adaptés à la culture locale, et d'engager un dialogue constructif avec les communautés pour co-créer des solutions durables et non pas de les leur imposer depuis Dakar.

La Casamance, avec son histoire, sa culture et ses défis, offre un cas d'étude significatif sur les interactions complexes entre la culture du cannabis, l'économie locale et la cohésion sociale. En abordant ces questions avec empathie, respect et engagement, il est possible de tracer un chemin vers un avenir où le cannabis ne sera plus un vecteur de division, mais un sujet de dialogue et de transformation positive pour la région.

Dans cette exploration du cannabis en Casamance, il est également essentiel de prendre en compte les perspectives culturelles et les attitudes locales envers cette plante. La perception du cannabis varie grandement au sein de la communauté, influencée par des facteurs tels que l'âge, l'éducation, la religion et les expériences personnelles. Certains peuvent le voir comme une partie de l'héritage culturel ou une plante aux propriétés médicinales, tandis que d'autres le perçoivent comme une menace pour la santé et la stabilité sociale.

La réponse de la communauté aux initiatives de lutte contre la culture et la consommation de cannabis est tout aussi complexe. Les interventions doivent être sensibles aux nuances culturelles et aux besoins spécifiques de la région pour être efficaces. L'imposition de mesures conçues sans la participation active des habitants risque de renforcer la résistance et de nuire à la confiance dans les autorités.

La jeunesse de Casamance, en particulier, mérite une attention spéciale dans ce contexte. Les jeunes sont souvent au carrefour des influences traditionnelles et modernes, et leur attitude envers le cannabis peut refléter cette tension. Offrir des opportunités éducatives, des espaces publics, des espaces de dialogue et des activités alternatives peut aider à canaliser leur énergie et leur curiosité de manière constructive, réduisant ainsi l'attrait du cannabis.

Sur le plan économique, la dépendance de certaines communautés à la culture du cannabis souligne le besoin de diversification économique en Casamance. Encourager l'agriculture durable, le tourisme écoresponsable ou d'autres industries locales peut offrir des alternatives économiques viables qui réduisent la dépendance à la culture du cannabis.

Le rôle des autorités et des organisations locales et internationales est crucial dans ce processus. Une approche collaborative qui intègre les voix des agriculteurs, des consommateurs, des jeunes, des leaders communautaires et des experts peut favoriser la création de stratégies respectueuses et efficaces. L'accent devrait être mis sur l'éducation, le développement économique, le soutien social et la réduction des risques (RdR), plutôt que sur la répression pure et simple.

En définitive, la question du cannabis en Casamance est loin d'être un simple problème légal ou sanitaire ; c'est une question profondément enracinée dans le tissu social, économique et culturel de la région. C'est finalement un fait social total. Une compréhension holistique et empathique des diverses dimensions de ce phénomène est essentielle pour élaborer des réponses qui non seulement résolvent les problèmes immédiats, mais contribuent également au bien-être et à la prospérité à long terme de la Casamance. Dans ce cadre, l'avenir peut être façonné par un dialogue inclusif, une action collective et une vision partagée, transformant les défis actuels de la culture de cannabis à des fins thérapeutiques en opportunités pour demain.

CHAPITRE 5 :

Les visages de la consommation

Dans le tissu multicolore de la société sénégalaise, chaque individu porte en lui une histoire unique, un ensemble de circonstances qui dessinent les contours de sa vie. La consommation de drogue, avec ses multiples visages, s'infiltre dans ces histoires, choisissant ses acteurs dans un casting aussi divers que la population elle-même. Comprendre ces visages, c'est entamer un voyage au cœur de l'humanité, c'est reconnaître la complexité derrière les chiffres et les faits.

Les usagers de drogues au Sénégal ne se limitent pas à un seul profil. Ils sont jeunes ou vieux, riches ou pauvres, urbains ou ruraux. Ils sont étudiants, travailleurs, pères, mères, amis. Certains cherchent dans les drogues un refuge contre le stress, la solitude, ou l'ennui. D'autres y trouvent une échappatoire face à des douleurs plus profondes, des traumatismes ou des pertes. Il y a aussi ceux pour qui la consommation commence comme une expérimentation sociale, une pression de pairs, avant de se transformer en un compagnon constant.

En deux décennies, nos recherches sur les drogues permettent de confirmer l'importance croissante de la population féminine en matière de consommation de drogues. Si les hommes sont plus concernés par la consommation de drogues (97,80 % de notre échantillon[19]), les femmes sont de plus en plus versées dans son trafic et sa culture quand il s'agit du cannabis. L'enquête UDSEN (Usagers de drogues au Sénégal) faisait état de 1 324 usagers de drogues injectables (UDI) à Dakar dont 10 % de femmes peu nombreuses (Leprêtre et Bâ, 2014).

Nos recherches permettent de dresser un profil sociodémographique de notre usager médian.

L'enquête réalisée en Casamance a révélé un profil synthétique du consommateur de drogue, que voici :

- homme (97,85 % de notre échantillon),
- célibataire (80,90 % de notre échantillon),
- sénégalais (88 %),
- issu d'une famille peu aisée (74 %),
- âgé de 20 à 34 ans (67 %),
- scolarisé : primaire : 25,80 %, secondaire : 28,10 %, lycée : 13,50 %, supérieur : 25,80 %,
- gagne moins de 50 000 FCFA/mois,
- a consommé le 1er joint (coup de foudre) entre 15 et 20 ans (68 %) grâce à un proche ou ami (50 %),
- fume (95 %) du cannabis (99 %) entre 2 et 4 joints/jour (60 %) dans un endroit discret (dans sa chambre ou chez un copain : 50 %),
- mono-toxicomane,
- *fume pour se soulager, oublier, se concentrer, par plaisir, inspirer, s'évader, fuir, s'épanouir, se libérer, énergie, réfléchir, appétit, nécessité, décompresser et changer la routine, courage,*

[19] Plusieurs méthodes de collecte de données ont été mobilisées dans cette recherche effectuée entre 2014 et 2016 en Casamance : questionnaire, entretiens, observations directes. 500 personnes ont répondu au questionnaire composé de 55 questions. 22 personnes agissant dans la consommation, la prévention, la guérison comme dans la répression ont été interviewées. Des zones de culture du cannabis ont été visitées à Kafountine. Des observations directes au centre psychiatrique Émile-Badiane de Ziguinchor et aux deux centres de santé mentale Dalal Xel ont été effectuées. Des visites à la maison d'arrêt et de correction (MAC) de Ziguinchor, Bignona, Sédhiou et Kolda ont été réalisées.

motivation, pénibilité, intelligent, heureux, tranquillité, joie, allégresse, créativité, paix, activité, bien-être, maîtrise de soi, plante médicinale qui soigne,

➢ est conscient des dangers (74 %) mais dit que sa consommation est modérée et que de toutes les façons, tous les excès sont nuisibles,

➢ pense arrêter un jour (82 %) pour fonder une famille et être un modèle pour les enfants.

Le cannabis est la drogue la plus consommée avec 99 % de l'échantillon. Ce qu'une autre étude épidémiologique confirme : « les patients consommateurs de substances psychoactives ont représenté 184 (12,65 %). Le cannabis était consommé par 90 (48,9 %), l'alcool et le cannabis par 51 (27,7 %), l'alcool par 39 (21,2 %) et les autres SPA représentées par les solvants organiques et les médicaments (codéine, benzodiazépine et tramadol) étaient consommées par 4 patients (2,2 %) [...]. Il existait aussi un lien statistiquement significatif entre le genre et la prise de substances psychoactives. Le genre masculin était 37,65 fois plus exposé à la prise de SPA que le genre féminin [...]. La situation matrimoniale et la prise de substances psychoactives étaient liées. Les mariés étaient 2,38 fois moins exposés à la prise de SPA que les autres (célibataires, veufs et divorcés) » (Koundoul *et al.*, 2021, p. 69-70).

En Casamance et à Ziguinchor en particulier, le lieu de résidence des interviewés nous fournit une information importante : plus un jeune usager habite à Bignona et dans un quartier périphérique à Ziguinchor (Lyndiane, Kandé, Tilène et Néma2), plus il confirme la facilité d'accéder à la drogue. Cela est d'autant plus vrai que soit le lieu de culture n'est pas loin, soit il existe un important réseau de trafic. Le conflit apparaît comme un facteur important alimentant ce trafic et démocratisant son utilisation (Tine, Diatta, 2020b, p. 136-137).

Les jeunes Sénégalais, un groupe visible, voire le plus visible et le plus discuté dans le contexte de la consommation de drogues, sont confrontés à des défis tels que le chômage, l'incertitude de l'avenir, la pression sociale et se tournent vers la drogue comme un moyen de gestion du stress ou comme une quête d'identité. Dans les écoles, les universités, et les quartiers, la drogue peut apparaître comme un rite de passage, une expérimentation encouragée par la curiosité ou la volonté de s'intégrer.

Puis, il y a les adultes, souvent négligés dans les conversations sur la consommation de drogues, qui peuvent recourir à ces substances pour gérer le stress, l'anxiété, ou la dépression. La pression du travail, les responsabilités familiales, les crises économiques, ou simplement l'isolement peuvent pousser certains vers les drogues comme un moyen d'évasion, même temporaire, des rigueurs de la vie quotidienne.

Les femmes, bien que moins souvent associées à la consommation de drogues dans les stéréotypes sociétaux, ne sont pas à l'abri de ce phénomène. Elles peuvent être particulièrement vulnérables aux effets des drogues en raison de facteurs biologiques, psychologiques et sociaux spécifiques. La stigmatisation et le manque de ressources adaptées pour les femmes toxicomanes peuvent rendre leur expérience encore plus isolante et difficile à surmonter.

Pour les femmes qui sont stigmatisées aujourd'hui, il est crucial de développer des espaces sûrs où elles peuvent chercher de l'aide sans crainte de jugement, et où leurs expériences et défis uniques sont reconnus et pris en charge. Dans les zones rurales, les initiatives doivent s'attaquer aux racines du problème, en offrant des alternatives économiques viables et en abordant les causes sous-jacentes du stress et de la désolation.

Il est également essentiel de reconnaître le visage de la consommation de drogues dans les zones rurales, souvent omises dans les discours dominants. Les agriculteurs, confrontés à l'incertitude des conditions météorologiques, à l'instabilité des prix des cultures, ou à l'endettement, peuvent se tourner vers la narco-culture comme un moyen de faire face à la pression et à l'incertitude (Diatta, Tine, 2020a).

Chaque profil évoque un ensemble différent de causes, de circonstances et de conséquences, exigeant une réponse nuancée et empathique. Comprendre ces visages, c'est reconnaître que derrière chaque consommateur se cachent une histoire, des rêves, des luttes, et souvent, un appel à l'aide.

Face à cette diversité de profils, l'approche de sensibilisation et de prévention ne peut être unique. Elle doit être adaptée, ciblée, et empathique, prenant en compte les spécificités socioculturelles, économiques et individuelles de chaque groupe. Les programmes de prévention et d'intervention doivent être conçus avec une compréhension profonde des contextes de vie, des défis spécifiques et des besoins de chaque communauté.

Dans les écoles, cela signifie des programmes éducatifs qui parlent le langage des jeunes, qui abordent les pressions auxquelles ils sont confrontés et qui leur offrent des stratégies de résilience et de prise de décision éclairée. Dans le monde du travail, cela implique la création d'environnements de soutien, où le bien-être des employés est priorisé, et où l'on aborde ouvertement les questions de stress et de santé mentale.

Dans ce panorama diversifié, il est impératif de ne pas oublier les individus aux intersections de plusieurs vulnérabilités, tels que les jeunes des quartiers défavorisés, où les opportunités sont rares et les tentations nombreuses. Pour ces jeunes, les drogues peuvent sembler être une échappatoire temporaire à une réalité souvent marquée par la précarité et l'absence de perspectives. Il est crucial de comprendre que leur consommation n'est pas un choix fait en toute liberté, mais plutôt le résultat d'un contexte qui limite leurs options.

Les personnes âgées, souvent invisibles dans le débat public sur la drogue, représentent un autre visage de la consommation. Isolées, confrontées à la douleur ou à la maladie, elles peuvent se tourner vers les médicaments sur ordonnance, qui, sans un suivi adéquat, peuvent mener à une dépendance. La sensibilisation sur les dangers de l'abus de médicaments ainsi que le soutien émotionnel et social sont essentiels pour prévenir les addictions.

Les professionnels, confrontés à une forte pression pour réussir et maintenir un équilibre entre la vie professionnelle et personnelle, peuvent également être vulnérables à la consommation de drogues, souvent perçues comme un moyen d'augmenter la productivité ou de gérer le stress (Buscatto, Loriol, Weller, 2008). Il est donc impératif d'aborder la question de la santé mentale et du bien-être au travail, en encourageant les employeurs à créer des environnements où les employés se sentent soutenus et où il est possible de parler ouvertement des défis personnels.

L'impact de la consommation de drogues sur les familles sénégalaises ne peut être sous-estimé. Elles sont laissées à elles-mêmes. Les enfants et les conjoints de consommateurs sont souvent les témoins silencieux des ravages causés par la dépendance. Ils ont besoin d'un soutien spécifique pour gérer les répercussions émotionnelles, sociales et économiques de la consommation de drogues au sein de la famille. Des programmes de soutien familial peuvent offrir un espace pour partager les expériences, apprendre des stratégies de résilience et renforcer les liens familiaux, contribuant ainsi à briser le cycle de la dépendance.

Dans le domaine de la prévention et de la sensibilisation, l'approche doit être multidimensionnelle et inclusive, englobant non seulement les consommateurs potentiels ou actuels mais aussi leur entourage et la société dans son ensemble. La stigmatisation et la marginalisation des usagers de drogues ne font qu'exacerber le problème, en dissuadant les individus de chercher de l'aide et en perpétuant les cycles de dépendance et d'exclusion.

Pour transformer efficacement les visages de la consommation en visages de la résilience et de l'espoir, il est essentiel que chaque secteur de la société sénégalaise – éducatif, professionnel, communautaire, médical et politique – travaille de concert. Les initiatives doivent être fondées sur des données probantes, adaptées aux réalités locales et conçues avec la participation active des communautés qu'elles visent à aider.

CHAPITRE 6 :

Usages sociaux de la culture du cannabis

L'usage de la drogue, un phénomène aux multiples facettes, se drape souvent de causes diverses, reflets des complexités humaines. Comprendre ces causes, c'est plonger dans l'univers intime des motivations individuelles, c'est entrevoir les raisons, parfois inavouées, qui poussent les hommes et les femmes à se tourner vers ces substances. Une étude longitudinale dans les îles Bliss et Karones nous permet d'en savoir davantage sur ces usages sociaux, et de distinguer les motifs économiques de la production, et les motifs psychosociaux de la consommation. Cette recherche longitudinale (toujours en cours) a commencé en 2015. Il s'agit d'administrer un questionnaire et un guide d'entretien à un échantillon de la population des îles Bliss et Karones, chaque année, entre les mois d'août et de septembre.

6.1 Les motifs économiques de la production

Les usages des drogues et particulièrement du cannabis s'inscrivent dans des contextes historiques, personnels et culturels circonscrits dans le temps et l'espace. Malgré la destruction par les forces de défense et de sécurité d'importantes surfaces de cultures de cannabis, la production ne faiblit pas. *« Selon certaines estimations, la production de cannabis rapporte aux exploitants près de 250 milliards de francs CFA. [...] La culture du chanvre couvrirait plus de 8 500 km². Chaque année, près de 30 000 tonnes de chanvre indien seraient produites sans grand effort*[20] ». C'est une importante manne financière qui échappe au contrôle de l'État au profit du crime organisé à cause de la loi portant criminalisation de la drogue. En Casamance, la culture et la consommation de cannabis ne font pas exception. Apparue dans les années 1970 dans les îles Karones, la culture du cannabis obéissait à une forte demande des insulaires d'accéder à des activités génératrices de revenus pour faire face à certaines dépenses :

❖ **La scolarisation**

Étant une zone faiblement scolarisée[21] il y a trois décennies, les îles Bliss enregistrent ces dernières années un nombre relativement important d'élèves et d'étudiants. En effet, devenues peu ou prou conscientes du caractère incertain de cette économie déviante, les populations n'avaient d'autres choix que de chercher vaille que vaille à maintenir aussi longtemps que possible leurs enfants dans un système considéré comme un ascenseur social. Cela se justifie d'autant plus que le milieu commençait déjà à enregistrer ses premiers fonctionnaires qui sont pour la plupart des enseignants. L'on pouvait donc comprendre les raisons de cette tendance nouvelle à investir dans l'éducation. Cet investissement qui va crescendo préoccupe désormais les producteurs qui n'hésitent pas à y consacrer des sommes substantielles. Cela dit, les dépenses de scolarisation figurent parmi les dépenses prioritaires.

❖ **L'habitat**

S'il y a un secteur où le changement s'observe à l'œil nu, c'est celui qui concerne la propriété. La physionomie de l'habitat karone a radicalement changé. En effet, si auparavant on pouvait noter l'existence d'un nombre relativement important de maisons en

---

[20] https://www.courrierinternational.com/article/1998/04/02/les-agriculteurs-casamancais-prennent-gout-au-cannabis consulté le 20 septembre 2024.

[21] À ce sujet, les résultats issus de nos recherches en 2005 sont éloquents. En effet, ces résultats avaient montré que la zone était faiblement scolarisée et que les jeunes abandonnaient les études pour se consacrer à la culture du cannabis. D'ailleurs au moment où nos enquêtes se sont déroulées, cette zone ne comptait jusque-là que quatre étudiants ; ce qui est du reste une représentation très faible pour une zone qui compte près d'un millier d'âmes.

banco et en toits de chaume, aujourd'hui cette catégorie d'habitation devient de plus en plus très rare. Avec les gains que procure la culture du cannabis pendant les bonnes années, c'est-à-dire celles qui enregistrent une inflation du prix bord-champ du kilogramme, certains producteurs avertis saisissent l'occasion pour renouveler et changer complètement leur cadre d'habitation.

À la question : *« Connaissez-vous des personnes qui ont réussi grâce à la culture du cannabis ? Si oui, à quel niveau ? »*, la majeure partie des réponses favorables ont convergé sur ce fait remarquable. La construction de maisons en dur ou en ciment est considérée par nos interlocuteurs comme un signe incontestable de réussite. Ces maisons sont aujourd'hui sur le point de devenir une règle.

Cependant, la remarque importante qui mérite d'être notée reste que dans la construction de beaucoup de maisons, la participation des femmes est importante. C'est ainsi qu'on a remarqué l'implication de femmes et/ou de jeunes filles d'un certain âge dans les projets de construction de maisons. Cette implication des femmes dans les registres alors réservés aux hommes est révélatrice de la place qu'elles occupent dorénavant dans le processus de changement de la société karone. En fait, le statut économique acquis avec la production du cannabis, où elles se montrent nettement plus dynamiques que les autres, leur permet d'accroître leur rôle dans la société. Cette prise de conscience de leur nouveau rôle se vérifie dans l'idée qu'elles se font de plus en plus de leur avenir et de celui de leurs enfants.

❖ **L'achat de parcelles**

C'est une forme d'investissement devenue courante depuis 2007, année qui a jusque-là enregistré la plus grande entrée de liquidité dans les îles *Bliss* avec le prix du kilogramme de cannabis qui avait connu une grosse inflation. Du coup, ils se sont, pour la plupart, orientés vers la terre ferme à la recherche de parcelles. Depuis lors, ce type d'investissement est devenu très prisé. En fait, les producteurs qui ont l'habitude de verser dans des prodigalités et des dépenses de prestige, ont été conscientisés par leurs parents de la terre ferme. Ces derniers, n'ayant pas la même conception que les insulaires de la vie dans ces milieux[22], n'ont pas manqué de rappeler à leurs parents insulaires qu'il était temps d'acquérir un terrain habitable.

Dans ce sillage, les producteurs qui désiraient obtenir une parcelle de terre se sont rapprochés de leurs parents résidant dans les villages de Kafountine, Abéné, Diannah, Albadar, Kabadio, etc. Ainsi, beaucoup se sont payé des parcelles dans ces différents villages continentaux où le prix des parcelles varie entre 1 000 000 et 2 000 000 FCFA, alors dans les îles, les parcelles sont soit gratuites, soit prêtées.

Dans cet effort de posséder une parcelle, les femmes se sont encore une fois distinguées. Étant les plus dynamiques dans l'économie du cannabis et par conséquent, disposant logiquement d'une grande partie des ressources économiques tirées de cette activité, elles ne pouvaient pas être en reste dans ce type d'investissement. Dans presque tous les villages des îles Bliss, les femmes qui ne disposent pas de terrain sont rares. Par cet investissement individuel, elles manifestent ainsi une grande préoccupation non seulement pour leur avenir individuel, mais aussi pour celui de leurs enfants. C'est pour cette raison que la construction de maisons à vocation commerciale devient la nouvelle trouvaille pour celles qui réalisent de temps à autre de bonnes opérations financières. De plus, nous pouvons affirmer sans risque de nous tromper que ce comportement perceptible chez les femmes insulaires, en plus d'avoir un foyer plus sûr et confortable, n'est rien d'autre qu'une façon astucieuse de baliser le chemin d'un investissement de l'espace public, ne serait-ce que dans ce domaine.

❖ L'amélioration des conditions de vie

Il s'agit de types de dépenses d'investissement qui ont largement contribué à améliorer les conditions de vie des femmes.

---

[22] La vie dans les îles est diversement appréciée par les populations. En effet, dans la conception des populations de la terre ferme, les villages des îles seront tôt ou tard vidés de leurs occupants à cause de l'adversité du milieu. Pour les insulaires cependant, il suffit simplement d'améliorer les conditions de vie pour que ces espaces redeviennent un havre de paix et de bonheur. Par conséquent, c'est totalement utopique d'imaginer que cet endroit, où leurs ancêtres ont paisiblement vécu, soit un jour abandonné.

Pour cela, nous choisissons un exemple dont l'effet immédiat est révélateur du changement survenu avec la production du cannabis. En effet, la possession par certains villages de machine à piler a allégé les travaux ménagers des femmes des îles. À l'aide des ressources tirées de la production du cannabis, les femmes du village de Saloulou et celles du village de Boune se sont dotées de pileuses de riz. Ainsi, avec l'apparition de ces machines dans ces villages, les femmes ont pratiquement arrêté de piler le riz manuellement ; ce qui constitue une avancée notable dans l'amélioration de leurs conditions de vie et de travail. Le décor qu'offraient les mortiers et les pilons dans les concessions est de nos jours évanescent. Ce pénible travail qui occupait les femmes à l'approche de l'hivernage est aujourd'hui révolu. La situation est si avérée qu'en cas de panne des engins, les femmes préfèrent largement l'achat de sacs de riz que le pilage manuel.

- **Les dépenses de consommation**

- **L'achat de mobiliers et autres matériels électroménagers**

En effet, dans presque tous les villages des îles Bliss, l'achat de lits en bois d'une certaine valeur marchande est devenu une norme pour toutes les catégories sociales qui s'activent dans l'économie déviante. Les femmes, les jeunes, les adultes et les personnes d'un certain âge considèrent l'obtention de ce mobilier comme une avancée significative dans l'amélioration du cadre de vie. S'il y a un fait qui, au cours de nos enquêtes, a sauté aux yeux, c'est bien ce changement de décor dans les cellules conjugales où le renouvellement du mobilier s'observe à l'œil nu. En effet, par rapport à notre premier passage dans ces villages des îles dans le cadre de nos enquêtes en 2005, il apparaît en filigrane que les producteurs ont plus ou moins investi dans l'amélioration de leur cadre d'existence. Ce qui constitue à coup sûr des dépenses substantielles pour ces derniers.

Toutefois, il faut remarquer également qu'à ce niveau la plupart de ces dépenses sont l'œuvre des femmes. Avec elles, l'obtention de lits d'une certaine valeur est un signe de réussite économique d'abord puis sociale. Ici plus qu'ailleurs, l'effet de snobisme, pour ne pas dire la consommation ostentatoire, est lisible dans les comportements quotidiens en matière de possession de mobilier de cette nature[23]. C'est pourquoi la possession par certaines femmes de lits, dont la valeur marchande atteint 300 000 FCFA, attire forcément les curieux.

En outre, au-delà de cet exemple choisi parmi tant d'autres pour montrer qu'en matière d'achat de mobiliers, il y a effectivement des avancées grâce surtout aux femmes, beaucoup d'autres matériels ont fait leur apparition et se sont développés au sein de la société. C'est le cas du poste téléviseur en couleur, du magnétophone, du générateur (groupe électrogène), du réfrigérateur, des panneaux solaires, etc. Tous ces matériels, jadis inexistants, sont aujourd'hui possédés par certains producteurs karones qui, d'ailleurs, deviennent de plus en plus nombreux. Nous les retrouvons dans presque tous les villages bliss. Avec ces différents matériels acquis grâce aux ressources tirées de la production du cannabis, les villages des îles Bliss et Karones ne peuvent plus être considérés comme des isolats, du moins anthropologiquement parlant. Le dynamisme noté dans ce domaine désagrège l'image classique du Karone qui est aujourd'hui contraint de vivre une hybridité dans la quotidienneté des populations, si bien que nous sommes en droit de nous poser la question de savoir si le Karone archétypique existe encore aujourd'hui. En fait, avec ces acquisitions, il est maintenant possible dans certains villages de regarder la télévision, de boire de l'eau fraîche, d'éclairer la maison avec de l'électricité, etc.

- **L'approvisionnement en denrées alimentaires**

En effet et comme le reconnaît Sonia Hamzaoui (2007), à la faveur du changement social, les pratiques culinaires subissent désormais des mutations différentielles, expression d'une nouvelle manière d'habiter, d'une nouvelle distribution du temps, d'une nouvelle donne économique ainsi que de l'émergence de nouveaux styles de vie. Ces transformations culinaires constituent en même temps les causes et les effets du changement relatif aux pratiques

[23] C'est d'ailleurs la raison pour laquelle l'accès dans les cellules conjugales des enquêtés qui, dans d'autres sociétés, aurait dû relever d'un véritable parcours du combattant, n'a pas été difficile. En fait, ici les habitants n'hésitent pas à vous accueillir dans leurs chambres à coucher, histoire de vous exposer l'une de leurs réussites sociales.

alimentaires des acteurs sociaux traditionnels et modernes obéissant à des modes de vie spécifiques.

À la lumière de cette remarque, la nouvelle donne économique introduite par l'économie du cannabis a influencé l'adoption d'un nouveau style de vie, et par là, de nouvelles pratiques alimentaires. Ces pratiques alimentaires vont à leur tour déterminer le comportement d'achat à l'œuvre dans les îles Karones.

En outre, compte tenu du fait que les pratiques alimentaires ont évolué et avec elles, les pratiques culinaires, tout cela va avoir des incidences majeures sur les dépenses en denrées alimentaires chez les populations insulaires. Ces dernières vont logiquement voir leurs dépenses dans ce domaine augmenter sensiblement, conformément aux exigences du nouveau style de vie et de consommation. Toutefois ce qui nous importe le plus dans ces analyses, c'est de chercher à connaître la structure des dépenses ; lesquelles dépenses restent très variées malgré leur importance notée dans la scolarisation des enfants et l'approvisionnement en denrées alimentaires. Ainsi, pour mieux appréhender cette question, essayons d'analyser ce tableau.

Tableau 3 : structure des dépenses

Structure des dépenses

Quelles sont vos dépenses prioritaires?

habillement	22	14,3%	14,3%
scolarisation des enfants	48	31,2%	31,2%
approvisionnement en denrées	68	44,2%	44,2%
autres	0	0,0%	0,0%
achat de l'engrais	6	3,9%	3,9%
partage avec frères et soeurs	4	2,6%	2,6%
autres besoins	2	1,3%	1,3%
préparatifs saison arrosage	2	1,3%	1,3%
associations cultivateurs	2	1,3%	1,3%
Total	154	100,0%	

Source : Enquête de terrain, Tine et Diatta, 2017

Ce tableau montre que 44,2 % des dépenses des producteurs sont relatives à la nourriture : denrées alimentaires, l'achat de riz, etc. Ces dépenses sont suivies de celles liées à la scolarisation des enfants et celles relatives à l'habillement.

Ainsi, si les dépenses en denrées alimentaires sont importantes chez les populations insulaires, c'est en partie à cause de la transformation des pratiques alimentaires. En effet, le constat qui émane de nos observations est que, du petit déjeuner au repas du soir, il y a eu globalement quelques changements. En ce qui concerne le petit déjeuner par exemple, le pain garni de chocolat, de beurre, de mayonnaise et même de sauce à base de niébé, est de plus en plus prisé par les adultes et les enfants. Il remplace ainsi certains mets jadis consommés en guise de petit déjeuner tels que la bouillie à base de riz (*piciis*), celle à base de mil (*moni*) ou encore le restant du repas du soir (*efuntank*).

D'ailleurs, les enfants, qui sont désormais habitués au pain, ont du mal à considérer ces mets traditionnels servis le matin comme du petit déjeuner. Pour cela, ils ne manquent jamais l'occasion de réclamer le petit déjeuner, même après avoir été copieusement servis de ces mets. Dans ce contexte précis, il faut dire que le changement des habitudes alimentaires fonctionne comme un processus d'élaboration de normes collectives, ne serait-ce qu'en matière de consommation. En effet, le petit déjeuner à base de pain est devenu une norme dans la société karone.

En ce qui concerne les repas habituels, il faut également noter à ce niveau une petite révolution consécutive au changement de style de vie. On assiste à une sorte d'ancrage dans les pratiques alimentaires. C'est ainsi que les mets à base d'huile, qui étaient alors considérés par les karones comme des mets exotiques, s'imposent de plus en plus. Tel est le cas du riz à base d'huile industrielle. Avec les changements survenus dans le domaine des pratiques alimentaires et culinaires et qui sont imputables à l'économie du cannabis, la société karone voit ses dépenses de consommation naturellement augmenter. Le rôle des femmes dans ce type de dépenses est prépondérant ; c'est ce qui, d'ailleurs, tend à justifier leur statut de chef de ménage.

Toutefois pour comprendre ces dépenses, nous ne saurions faire abstraction de certaines représentations comme celles liées à l'ostentation dans sa dimension moderne. En fait, l'ancrage des populations dans certaines pratiques alimentaires sape visiblement les fondements de l'austérité à l'œuvre dans la société karone traditionnelle. Mieux, ces pratiques peuvent être analysées sous la forme d'une mise en scène de la distinction : nourriture grasse contre nourriture légère, marque de l'inscription dans une certaine modernité. Ce qui fait que les ménages qui demeurent dans le registre de la consommation de mets traditionnels feront économiquement et socialement preuve de moins d'aisance.

Il faut dire que la mise en scène de cette distinction est encore plus visible lors des repas festifs ; d'où l'augmentation des dépenses à l'occasion des fêtes religieuses, mais aussi celles coutumières organisées par les populations elles-mêmes.

6.2 Les motifs psychosociaux de la consommation

De même, en consommant du cannabis, les personnes interrogées ont des attentes certes non déterminées d'avance mais construites grâce à l'expérimentation. Pendant longtemps en effet, les études en matière de drogues mettaient l'accent sur la prohibition, la lutte, le facteur risque et les effets pharmacologiques sur l'organisme *quid* des usages sociaux des drogues. L'usage de drogues est un fait social total et les raisons de la consommation sont à mille lieues des données objectivées, catégorisables, constantes et de la définition fonctionnelle pharmacologique qui est souvent attribuée à la culture et à la consommation de cannabis.

❖ **Lien social**

La consommation de cannabis s'est démocratisée à tel point qu'elle fait partie du quotidien de beaucoup de jeunes d'après notre étude longitudinale. Elle fait partie des habitudes. La consommation de cannabis est une occasion de se retrouver ensemble, de partager avec les amis, de se détendre.

« Le cannabis, c'est une histoire de famille », H.S.

« Nous l'avons hérité de nos grands-parents qui en cultivaient », P.M.

« C'est pour me distraire », B.S.

« La drogue n'est pas qu'une substance, c'est aussi une façon de vivre », P.D.

« Elle me rend beaucoup plus humain », F.D.

Le cannabis en Casamance n'est pas seulement une plante ; il est devenu un acteur économique, influençant les vies, les communautés et même l'identité de la région.

❖ **S'échapper des difficultés du quotidien**

L'usage du cannabis est un phénomène qui peut être dû à la dure réalité du contexte, la manifestation de la détresse ou de l'incapacité de certains individus à répondre aux exigences sociales lourdes. Lequel contexte pourrait être caractérisé par des problèmes personnels, familiaux, sociaux plus profondément par ce qu'on pourrait appeler la perte de sens. Aujourd'hui, il y a bien un certain nombre d'interpellations qui se posent à chaque homme sur cette planète. Entendons par perte de sens ici, le fait que les hommes se sentent fragiles devant un monde qui se manifeste par un ensemble de phénomènes qui les dépassent et face auxquels ils n'ont aucune réponse individuelle. Donc, il y aurait une sorte de valeurs ou pratiques refuges auxquelles ils s'accrochent pour ne pas être perdus et pour redonner à la limite un sens à leur propre aventure ou à l'aventure humaine.

Ainsi, devant les soucis qui les déstabilisent, certains enquêtés ont un besoin d'oublier la réalité quotidienne ou alors de rechercher finalement un nouvel ancrage, indépendamment de la valeur de ce à quoi ils croient :

« C'est inexplicable. Les mots ne seront pas trouvés pour l'expliquer. Mais je peux dire que je me sens bien lorsque je fume. Beaucoup de futilités qui m'énervent à l'état lucide ne me dérangent plus. »

« [...] pour être libre avec ma conscience parce que tous les jours les gens vous fatiguent avec des problèmes », F.S.

« C'est parce que j'avais un problème dans ma famille et je voulais m'évader, fuir ces problèmes », L.N.

« La drogue me procure beaucoup de bien surtout durant le moment difficile ; cela me permet de m'échapper des problèmes quotidiens », J.N.

« C'était à la suite des problèmes que j'avais dans ma famille avec mes parents », C.D.

« Pour fuir les problèmes, surtout au moment de la circoncision et de ne plus avoir peur de cette initiation », J.D.

« Pour essayer de gérer les problèmes à ma façon », A.S.

« C'est uniquement pour être moralement et me libérer des soucis et des envies », D.T.

« Pour diminuer le stress car en étant petit, j'ai vu du sang et des personnes être tuées, des mines sauter, même dans nos écoles. Pour oublier tout ce calvaire, parfois, on est obligé de prendre la drogue », K.F.

« Je la consomme par désespoir de la vie. D'une part ça me fait du bien. Je ne ressens que du bien », C.C.

Ce qui est remarquable, c'est le fait que le cannabis fonctionne comme étant quelque chose qui leur permet de se retrouver, de se repositionner et d'agir en conséquence ou alors le contraire, c'est-à-dire la démission. Ainsi, le cannabis permettrait d'exercer une forme de contrôle sur sa vie quotidienne selon Le Breton (2007).

Par ailleurs, l'ennui et le manque de stimulation peuvent mener à l'expérimentation de drogues. Dans un quotidien marqué par la routine ou le vide, la quête de sensations nouvelles ou d'expériences intenses peut pousser à la consommation, souvent perçue comme une échappatoire ou un moyen d'introduire de l'excitation dans la vie.

Il y a un certain nombre de déstructurations des anciens rapports sociaux, notamment par les phénomènes d'urbanisation accélérée, mais aussi par des phénomènes qui nous arrivent du dehors (occidentalisation), par le fait que les individus n'arrivent plus à trouver un sens à leur vie ou des réponses à des questions existentielles. Donc, naturellement, ils sont portés à chercher un pôle d'unification ou de direction de leur propre action qu'ils pourraient pouvoir trouver dans des états nirvanesques dus à l'absorption de substances psychoactives.

La consommation de cannabis peut être perçue, à partir des témoignages, comme un mécanisme de coping face à des situations de vie stressantes ou traumatisantes. Les personnes ayant vécu des expériences difficiles, comme la perte d'un proche, un échec professionnel ou des violences, peuvent être tentées de se tourner vers les drogues pour atténuer leur souffrance émotionnelle. Bien que cela puisse offrir un soulagement temporaire, cette stratégie évite l'affrontement et le traitement des problèmes sous-jacents, pouvant ainsi mener à un cercle vicieux de dépendance et d'évitement.

❖ Être performant à l'école

Consommer du cannabis permettrait d'accroître les compétences, les capacités intellectuelles et la productivité scolaire d'après les jeunes rencontrés. Ils sont ainsi capables de concentration, de mémorisation, de réflexion. L'école est présentée comme un ascenseur social, un outil de réussite sociale. Le cannabis leur permet de mieux comprendre les cours. Les exigences en termes de réussite étant de plus en plus fortes, de jeunes écoliers trouvent dans le cannabis un moyen d'atteindre les objectifs valorisés par la société via des moyens eux-mêmes valorisés par la société. L'usage du cannabis présente ainsi pour ces individus des bénéfices :

« [...] parce que ça me fait du bien et ça m'aide parfois dans mes études », F.S.

« [...] pour pouvoir me concentrer », J.D.

« Au lieu d'être nocif, c'est plutôt un avantage », F.T.

« [...] parce que cela me fait du bien et je parviens à bien raisonner », I.S.

« C'est pour avoir de la concentration et pour pouvoir étudier », J.N.

« [...] c'est pour plus de concentration dans mes études pour avoir de bonnes notes », A.B.

« Cela me permet d'être plus intelligent dans ce que je fais », F.T.

« Quand je le fume, j'ai de bonnes notes en maths », B.D.

L'école est souvent le lieu où se font les premières découvertes. La pression que peuvent exercer les camarades, vantant les mérites de telle ou telle drogue censée améliorer les capacités intellectuelles en période d'examen, est souvent difficile à repousser. L'obligation de résultat de la part de la famille, la peur de l'échec, l'envie d'intégrer un groupe de camarades, sont autant de raisons pour entrer dans une carrière déviante.

❖ **Bien-être et performance au travail**

Dans certaines entreprises (Tine *et al.*, 2018), seule l'atteinte des objectifs quantitatifs compte pour être valorisé. La concurrence est rude et les promotions sont liées à la productivité. Image par excellence de la mesure, de la quantophrénie et des évaluations en temps réels, l'intensification du travail sous toutes ses formes (informations indisponibles ou erronées, injonction et interprétations différentes, voire contradictoires d'un même document, les multiples conflits de territoires et de charges flottantes, les tensions perpétuelles entre la qualité et la quantité, la rationalisation de type industriel, l'impossibilité à se projeter dans un proche avenir, etc.) augmente les sources de tensions personnelles, collectives et organisationnelles des employés. On serait passé à l'ère du TTU (très, très urgent). Il faut produire toujours plus, avec peu de moyens, et de moins en moins de temps. Et le cannabis constitue un facilitateur, en témoignent ces personnes rencontrées dans le cadre de notre recherche 2014-2016 en Casamance :

« Cela augmente ma capacité de réflexion quand je la consomme, je peux rester des heures en train de travailler. Ça augment mon énergie », Y.T.

« Cela me permet d'avoir une capacité de réflexion et me procure de l'énergie surtout si j'ai beaucoup de travail », U.T.

« Cela me permet d'avoir de l'inspiration dans le travail. Cela m'aide également à mieux pratiquer mon métier de tailleur », I.K.

« Quand je suis en mer la nuit, elle me permet de garder les yeux ouverts », un pêcheur.

« Pour avoir du courage le matin avant d'aller TAF », U.N.

« Pour tenir car je fais un métier difficile donc quand je me sens fatigué je prends un joint et je continue mon travail », O.Y.

« Me donne du courage, elle me permet de bien travailler sans se fatiguer vite ».

Par ailleurs, l'injonction de la performance incite les individus à prendre en charge divers rôles (étudiant, parent, travailleur, sportif, bénévole, etc.). Ainsi, chaque individu, dans son travail, ses loisirs, sa vie affective, etc., se doit d'offrir un meilleur rendement pour réussir et conduire sa vie. La concurrence et la compétition sont omniprésentes dans tous les champs sociaux. Dans ces conditions, les frontières du licite et de l'illicite se décomposent au profit du possible et de l'impossible.

❖ **Être bien dans son corps**

Le cannabis favorise un décalage par rapport au monde ambiant. L'usager s'engage dans une tentative de retrait vis-à-vis du monde, de *sortir de soi*. Le cannabis est une drogue caractérisée par sa capacité à modifier l'humeur, les sensations et le comportement. La consommation de cette drogue provoque chez son utilisateur un sentiment de bien-être, de calme et de détente. Il essaye de *planer*, de *voyager*, de *lever des inhibitions* pour être réceptif à autre chose. Le cannabis permettrait d'atténuer les réactions impulsives ou les gestes agressifs. Ainsi, l'individu se réfugie dans un monde intérieur, une *planète* parce que ce cannabis le transporte dans un monde où il épouse un état de *high level* ou *flash*, une sorte d'extase selon nos répondants :

« La drogue m'apporte la paix », J.L.

« Soulagement et esprit tranquille », T.I.

« Elle change mon état d'âme », N.N.

« De la joie, du plaisir de vivre et surtout elle réveille mon sens d'humaniste, de réaliste, patriotique, du social », T.G.

« Cela me rend heureux », L.T.

« Cela me donne le bien-être, mais parfois elle me met dans un état bizarre », T.P.

« Le bien-être, elle me permet d'être gentille avec les gens et moi-même », G.D.

« Cela me permet de m'abstenir et aussi d'avoir une maîtrise me permettant de me contrôler et d'être libre », G.S.

« Quand je la consomme, je me sens physiquement et moralement bien », T.T.

« Rien d'autre que de nous déstresser et nous donner une force », J.D.

« Soulagement et bien-être », T.W.

« Diminution de l'agressivité : ça me donne un bon cœur », F.K.

L'on peut noter également une augmentation des échanges verbaux, un accès au plaisir partagé et une meilleure occupation des rôles sociaux dans la sérénité, grâce au cannabis devenu un outil d'intégration sociale ou lubrifiant social. Il y a une sorte de restauration de leur estime de soi : il rend l'usager soucieux de son hygiène corporelle : *« je balaie et je range bien ma chambre »*, de son apparence vestimentaire. Le cannabis lève ses inhibitions ; ainsi, il est fier de lui-même ; devient moins complexé devant ses aînés et devant les femmes.

Le recours à la régulation chimique du comportement vise à apaiser l'individu et à diminuer les tensions qui découlent du poids inhérent de l'autonomie individuelle. Les psychotropes licites ou illicites deviennent, de nos jours, un moyen banal de normalisation du comportement et de l'humeur (Zarifian, 2000).

❖ **Se soigner**

L'homme a toujours utilisé des herbes, des racines, des écorces, des feuilles et des plantes pour soulager la douleur, lutter contre la maladie... *En Afrique, l'utilisation individuelle et collective de substances psychoactives était bien codifiée et se faisait lors de circonstances précises, telles que les cérémonies religieuses ou familiales ou lors des rites thérapeutiques (baptême, fêtes populaires...)* (Gueye, Omais 1983). Nos usagers de cannabis lui reconnaissent des vertus médicales :

« En plus, je peux vous garantir que le cannabis a soigné mon asthme car je n'ai plus de crise depuis quand j'ai commencé à fumer. Je ne le considère pas comme une drogue mais plutôt comme un médicament », J.M.

« Le yamba nous protège de certaines maladies », S.D.

« Malgré ses effets néfastes pourquoi ne pas voir ses vertus thérapeutiques. En ce qui me concerne moi c'est mon médicament », F.D.

❖ Avoir une inspiration artistique

Des répondants rencontrés utilisent le cannabis comme source d'inspiration. Elle est notamment prisée chez les jeunes rappeurs comme Cool Sané qui nous dit : *« étant un musicien, cela me procure de l'inspiration pour mieux chanter et écrire des textes (rap) »*. De même que pour Omar : *« [...] je ressentais du plaisir, de l'amour. Et par rapport à mon métier cela me procure du courage, de l'inspiration »* ; *« je ne fais rien d'autre que de suivre mes mentors en reggae qui fumaient. Ça fait partie de nous »*, P.N.

L'histoire est parsemée d'exemples d'artistes qui ont utilisé des substances pour libérer leur créativité, explorer de nouvelles dimensions de leur art ou transcender leur quotidien. Si cette quête peut parfois mener à des œuvres remarquables, elle s'accompagne aussi d'un lourd tribut, mettant en péril la santé et la stabilité des créateurs.

Cependant, ces idoles peuvent avoir des influences culturelles et médiatiques, qui peuvent glorifier la consommation de drogues et en minimiser les dangers. Les représentations romancées de la drogue dans la musique, le cinéma ou la littérature peuvent contribuer à forger une image séduisante de la consommation, éclipsant les réalités brutales de la dépendance et de ses conséquences.

De même, l'impact de la mondialisation et de l'accès facilité à diverses cultures et influences via les médias et l'Internet joue également un rôle dans la diversification des justifications de la consommation de drogues. Les jeunes Sénégalais, comme ceux du monde entier, sont exposés à une variété d'influences culturelles qui peuvent altérer leur perception des risques liés aux drogues et influencer leurs comportements de consommation.

❖ Être un guerrier

La prise de cannabis permet à nos enquêtés d'être plus actifs, motivés et d'être dans la peau d'un guerrier. Avec le cannabis, tout devient possible pour eux ; il n'y a plus aucune place pour l'oisiveté, le temps mort, la flânerie. Leur imagination est fertile ;

ils sont toujours affairés et n'hésitent pas à passer à l'action. La prise de drogues avant une relation permettrait de diminuer le sentiment de gêne, de renforcer l'assurance, d'augmenter la confiance et d'annihiler la peur du rejet.

« Ça me donne de l'énergie, je deviens guerrier, et je suis sage. Quand je prends la drogue » P.T.

« Je me sens au-dessus de tout le monde, je deviens comme un guerrier. Cela me donne l'envie de travailler », A.S.

« C'est pour lutter contre l'oisiveté », O.M.

« Je me sens actif », V.D.

« Elle me permet d'occuper mon temps libre », D.C.

Il leur permet de repousser les limites, de limiter le sommeil en prolongeant la journée. La vie devient plus intense et chargée d'expérience.

Dans le contexte social, la consommation de drogues peut également servir de vecteur pour l'intégration ou l'affirmation de soi au sein d'un groupe. La pression sociale, le désir d'appartenance ou la volonté de se distinguer peuvent inciter les individus à adopter des comportements risqués, en utilisant les drogues comme un outil de socialisation ou de différenciation.

Ces témoignages nous amènent à considérer également le rôle de l'auto-image et de l'estime de soi. Les individus peuvent consommer des substances pour combattre des sentiments d'insuffisance, pour se sentir plus confiants ou pour s'adapter à une image de soi idéalisée. Ce besoin de renforcement de l'auto-image peut être particulièrement prégnant chez les adolescents et les jeunes adultes, qui sont en pleine quête identitaire et peuvent se sentir attirés par la promesse illusoire d'une personnalité plus forte ou plus attrayante à travers la drogue.

❖ **Être performant sexuellement**

Parmi les personnes rencontrées, seules deux (02) ont fait le lien entre drogue et sexualité. Selon elles, le cannabis est utilisé pour décupler les performances au lit. Quelques-uns de nos répondants font ainsi le lien entre sexualité et cannabis :

« Ça augmente l'appétit sexuel », F.M.

« Quand je le prends, je deviens une véritable bête sexuelle », P.D.

Mais ce faible taux ne signifie pas qu'il n'y a pas une démocratisation de la consommation de cannabis en vue de performances sexuelles. C'est certainement l'arbre qui cache la forêt parce que les recherches montrent une relation entre la pratique sexuelle notamment chez les prostituées à Ziguinchor et la drogue. *« Si ce n'était pas la drogue, je ne pourrais pas tenir toute une nuit avec plusieurs clients »*, D. B., *« de toute façon, beaucoup d'hommes pour bien assurer, viennent déjà drogués. Ce sont ces gens-là qui sont difficiles à satisfaire sexuellement si on ne prend pas aussi le yamba*[24] *»*, nous dit G.W. Ces résultats sont issus d'une recherche sur la prostitution en Casamance et publiés dans deux revues (Tine, 2019[25] ; Tine, 2020). Les femmes rencontrées dans le cadre de ces recherches possèdent des parcours migratoires assez diversifiés et viennent d'horizons divers. La majorité d'entre elles, divorcées ou célibataires, sont des pourvoyeuses de revenus pour leur famille grâce à la prostitution. Pour mieux saisir cette activité ainsi que ses différents contours, nous sommes allés les rencontrer à travers des méthodes de collecte de données. L'approche quantitative à travers le questionnaire nous permet d'appréhender les profils et les caractéristiques sociodémographiques de ces femmes migrantes. 50 femmes ont accepté de répondre au questionnaire. L'échantillon est loin d'être représentatif; cependant, il nous permet d'avoir une idée de la base de sondage. L'approche qualitative a aussi été mobilisée pour mieux saisir les facteurs de vulnérabilité, les conditions d'exercice du métier de travailleur du sexe. 23 femmes ont été interviewées ainsi que des personnes-ressources autour du phénomène migratoire, de la perception de la migration féminine, de la vulnérabilité des migrantes, des conditions de vie et de la fréquentation des

[24] Cannabis en langue wolof.

[25] « Économie de la sexualité au Sénégal. Du capital érotique à la prostitution légale », in *Sophos*, n° 4, février, pp. 609-633.

« La domesticité prostitutionnelle en Casamance : Des migrantes à l'assaut du cap skirring », in *Revue africaine de migration et environnement*, vol. 3, n° 2, décembre, pp. 111-145.

structures de santé ou de la gendarmerie. La durée de l'administration varie entre 30 et 45 minutes. Ces discours ont par la suite fait l'objet d'une analyse de contenu. De même, 15 séquences d'observation de jour comme de nuit, dans différents endroits (domicile, boîte de nuit, hôtel), ont été nécessaires pour observer leur dynamisme, leurs comportements quotidiens, leurs interactions, etc.

En somme, l'un des domaines où la consommation de drogues trouve une justification courante est celui de la performance scolaire ou professionnelle. Dans une société de plus en plus méritocratique où la réussite est souvent mesurée à l'aune des accomplissements académiques ou professionnels, la pression peut pousser certains à recourir à des substances pour améliorer leur concentration, leur endurance ou leur productivité.

CHAPITRE 7 :

Le revers de la médaille

Entendre la voix des usagers de drogues est essentiel pour humaniser le débat autour de la consommation de substances illicites. Leur perspective offre des aperçus précieux sur les motivations profondes derrière leur usage et les conséquences souvent douloureuses qu'ils endurent. Cette approche permet non seulement de démystifier la consommation de drogues mais aussi de mettre en lumière les défis personnels et systémiques auxquels les usagers sont confrontés.

Témoignages et récits de vie

En intégrant des témoignages d'usagers, nous découvrons des histoires variées, chacune reflétant un parcours unique marqué par des choix, des circonstances et des conséquences distinctes. Ces récits peuvent aider à comprendre pourquoi certaines personnes se tournent vers les drogues, que ce soit pour échapper à des réalités douloureuses, pour rechercher des sensations, ou par influence sociale.

Recherche d'évasion :

Certains usagers décrivent l'utilisation de drogues comme un moyen d'échapper à des réalités personnelles difficiles, telles que la douleur, le stress ou le trauma. Leur témoignage souligne souvent un sentiment d'impuissance face à leurs circonstances de vie, les drogues offrant un soulagement temporaire.

Quête de sensation et curiosité :

D'autres parlent de la consommation de drogues comme d'une recherche de sensations nouvelles, une curiosité qui les a conduits à expérimenter. Ces récits peuvent mettre en lumière le rôle de l'influence des pairs et de la culture populaire dans la normalisation de la consommation.

Influence sociale et pression des pairs :

Les témoignages révèlent souvent comment la pression sociale et le désir d'appartenance influencent les décisions des individus, en particulier chez les jeunes, les poussant vers la consommation dans un effort de se conformer ou de s'intégrer, comme l'atteste ce qui suit :

Extrait 1

Une usagère de 33 ans nous explique : *« je suis l'aîné de ma famille et j'ai très tôt perdu mes parents, raison pour laquelle j'ai quitté l'école très tôt car je devais relever le défi. Je devais soutenir mes frères et sœurs qui n'ont que moi sur qui compter pour survie. Du coup (silence), je me suis lancé comme ça dans le commerce. Je vendais tous produits qui se présentaient à moi. Je vendais des poissons, des fruits de mer, de la noix d'acajou, des habits, chaussures et même de l'eau fraîche et des beignets dans les garages, ça dépend de quelle saison on est. Un jour, euh, alors que je discutais avec un ami qui m'a dit que les poissons séchés et les fruits de mer sont moins chers à Kafountine. Je lui ai, euh, je vais y réfléchir après. Mais tu sais, euh, je n'ai pas beaucoup réfléchi parce que je n'avais pas le choix. C'est par là que j'ai commencé à aller à Kafountine pour acheter de la marchandise pour ensuite les revendre à Ziguinchor et ça marchait très bien, euh. Du coup je partais souvent mais en même temps je me faisais de nouvelles connaissances. [...] J'avais aussi un petit ami là-bas, euh. On sortait ensemble tous les soirs pour aller en boîte ou bien il m'amène chez ces amis-là où il fréquentait souvent. C'était son lieu de fréquentation et en même temps son lieu de consommation. Ils consommaient en groupe lui et ces amis. Il consommait et me donnait pour que je consomme aussi. Et voilà c'est comme ça qu'il m'a initiée dans la consommation et j'étais très accro par la suite. C'était une erreur de jeunesse et j'acceptais bêtement de consommer. C'est après s'être séparée de lui que je me suis ressaisie un peu [...]. Je me suis rééduquée moi-même pour réussir ma désintoxication à la cocaïne et tout ce qui va avec ».*

Extrait 2

« Je suis devenu un vrai addictif à cause de la mort de ma mère, elle était tout pour moi. Tu vois maintenant je suis tout seul. Tous les jours je me drogue pour me soulager », C.04, 34 ans.

Extrait 3

« Je suis né le 17 janvier [...] et j'habite chez mes parents où j'ai grandi. Je suis un flic depuis quelques années. Ma consommation de drogue remonte également à quelques années ; je ne me rappelle plus mais c'est lorsque j'ai quitté l'école pour apprendre un métier. J'ai quitté l'école car il y avait des difficultés financières en famille. C'est pourquoi je suis sorti de l'école. Il fallait joindre les deux bouts. Le père de famille était à la retraite et ma mère se débrouillait pour assurer la dépense quotidienne.

Tout allait plus ou moins bien jusqu'à ce que je me mette à observer mon milieu et à penser à mon avenir. Et c'est en ce moment que j'ai découvert un grand mensonge dont j'étais l'objet. Un mensonge qui m'a vraiment fait beaucoup de mal. Il s'agit de ma mère qui a eu des aventures avec le frère de son mari, c'est-à-dire mon père. Deux enfants naîtront de ces relations illégitimes, à l'insu de tout le monde. Lorsque je l'ai su, c'est comme si le monde s'effondrait sur moi. Je n'avais plus envie de vivre. Je voulais seulement mourir. La vie n'avait plus de sens pour moi. C'est une vérité qu'on a toujours voulu nous cacher. C'est alors que je suis entré dans la pression. Elle aurait pu me dire cela lorsque j'étais enfant et j'aurais facilement appris à l'intégrer. Elle est méchante et l'a toujours été. Pour oublier cette situation intenable, je me suis mis alors à me droguer. Je prenais le "yamba". Je pouvais finir un paquet dans la journée ; je me l'assurais avec mes maigres ressources au travail. Il faut dire que dans cet atelier, il y en a qui le prenaient aussi. Je désertais de plus en plus la maison et je me suis retrouvé dans la rue avec des camarades. C'est pourquoi je n'ai pas honte de dire que je suis un enfant de la rue. Mais je ne faisais de mal à personne. Je n'aimais pas la violence. J'ai grandi dans la rue. C'est dans cette situation que je suis entré dans l'armée et aujourd'hui je suis un flic. Cette nouvelle vie ne m'a pas aidé dans le sens où je le voulais. En effet, en tant que policier, on était appelés de jour comme de nuit pour des missions. Elles consistaient dans leur grande majorité à des rafles dans des grottes, taudis, endroits suspects. Il m'arrivait de faire des saisies sur des dealers ou usagers. Cependant, au lieu de déclarer l'ensemble de la saisie, j'en prenais une certaine quantité pour mon propre compte. Si c'était du yamba, je le fumais mais si c'était de la cocaïne ou de l'héroïne ou autre chose, je le revendais. J'ai vu passer beaucoup de types de drogues. J'étais pas le seul à le faire dans le groupe. J'ose même dire que plus de la moitié de notre promotion le faisait. Mais on ne disait rien. La hiérarchie se doutait un peu surtout de moi, mais ay nandité[26]*. Ils ne sont jamais parvenus à confirmer leurs hypothèses ou à me prendre la main dans le sac. J'ai la tête entre le marteau et l'enclume et cela me fait très mal d'en arriver là aujourd'hui. Je sais plus qui je suis maintenant ; j'ai mal partout. Je m'enferme le plus souvent dans la chambre pour pleurer sans qu'il y ait des larmes. Ma vie tourne en cauchemars pourtant rien ne me prédestinait à cette vie. »*

– Mais il y a les amis qui peuvent t'aider.

« J'avais des amis mais je l'ai beaucoup regretté il n'y a que les intérêts qui les intéressent. C'est pourquoi, je n'en ai plus. Andando amul jerin ; ay intérêt la rek[27]*. Ça te retarde. »*

– Vous vous sentez plus proche de qui alors ?

Silence puis : *« De personne. Je n'ai plus confiance en personne maintenant. J'ai depuis appris à ne compter que sur moi et je continuerai ainsi, incha Allah*[28]*, car beaucoup d'épreuves de la vie sont venues me le confirmer. »*

---

[26] Jargon voulant dire : je brouillais les pistes.
[27] Mots wolof voulant dire : je ne vois aucune utilité dans l'amitié.
[28] Mot arabe signifiant : s'il plaît à Dieu.

– Que faites-vous alors des valeurs de solidarité qui font le ciment de la société africaine ?

« Ça, c'était avant. Vu le monde actuel, ce n'est plus possible. Il n'y a que les nostalgiques qui y croient encore sinon tout le reste n'est que de l'hypocrisie et ça, je déteste. »

– Vous risquez de vous marginaliser !

« ku ma beugeu, ma beugeu ko. Ku ma bagn, ma bagn ko : celui qui m'aime, je l'aime en retour. Celui qui me déteste, je le déteste. *Je mène ma vie et c'est tout. Tout le reste je fais du boulfalé. »*

– Comment voyez-vous votre avenir ?

« J'ai à présent plus que jamais peur de l'avenir ; je ne veux même pas y penser. J'étais pourtant un bon élève, intelligent. Mais pour l'instant, je veux sortir d'ici [le Centre de santé mentale *Dalal Xel*] *et continuer mon travail ; me marier avec une bonne femme et être un homme exemplaire pour mes enfants. »*

Conséquences et réalités

Les conséquences de la consommation de drogues, telles que racontées par les usagers, offrent une vision sans filtre des défis qu'ils rencontrent. Ces conséquences peuvent être physiques, psychologiques, sociales ou économiques, et souvent une combinaison de plusieurs.

Impact sur la santé :

Des problèmes de santé graves, une dépendance physique et psychologique, et parfois des overdoses sont des thèmes communs dans les témoignages, soulignant les risques majeurs associés à la consommation. L'absence de ressources peut mener, en cas de rupture, à des substances plus dangereuses tels que les diluants, colles, etc. (Tine, 2008).

Effets sur les relations et la société :

Les récits mettent en évidence comment les drogues affectent les relations familiales, amicales et professionnelles, ainsi que la stigmatisation et l'isolement social que les usagers peuvent ressentir.

Barrières à la réhabilitation :

Les usagers expriment souvent les difficultés rencontrées lorsqu'ils cherchent de l'aide, y compris le manque d'accès à des services de soutien adaptés et la peur de la stigmatisation.

Voies vers le changement

Écouter la voix des usagers n'est pas seulement un exercice de compréhension ; c'est aussi un pas vers le changement. Leurs témoignages peuvent informer les politiques publiques, les programmes de prévention et d'aide, en s'assurant qu'ils répondent effectivement aux besoins des individus.

Implication des usagers dans la création de politiques :

Inclure les usagers de drogues dans le processus de création de politiques et de programmes peut assurer que ces initiatives sont ancrées dans la réalité de leur expérience.

Éducation et prévention ciblée :

Utiliser les témoignages pour développer des programmes d'éducation et de prévention qui parlent véritablement aux jeunes et aux autres groupes à risque, en mettant l'accent sur la prévention comme sur l'aide.

Amélioration des services de soutien :

Les récits d'usagers peuvent mettre en lumière les lacunes dans les services de soutien existants et suggérer des améliorations pour rendre l'aide plus accessible et efficace.

Renforcement du soutien communautaire :

Les témoignages des usagers soulignent l'importance du soutien communautaire dans le processus de guérison et de réhabilitation. Les communautés (journalistes, coachs, influenceurs, ASC, chefs religieux et coutumiers, OSC, chefs de quartiers, relais communautaires, médiateurs, *bajenu gox*, sportifs, artistes, parents d'élèves, mécénat, syndicats, amicales d'élèves et étudiants, etc.) peuvent jouer un rôle crucial en offrant un environnement compréhensif et encourageant, facilitant ainsi la réintégration sociale des anciens consommateurs. Il est essentiel de promouvoir des initiatives communautaires qui créent des espaces de dialogue et de soutien, permettant aux usagers de partager leurs expériences et de trouver une aide mutuelle.

Déstigmatisation de la consommation de drogues:

Les récits personnels révèlent la stigmatisation profonde que les usagers endurent, souvent exacerbée par les médias et les stéréotypes sociaux. Cette stigmatisation peut être un obstacle majeur à la recherche d'aide. Il est crucial de travailler à changer les perceptions publiques, en éduquant la population sur la nature de la dépendance comme problème de santé plutôt que comme un échec moral ou un choix. La sensibilisation peut contribuer à réduire la stigmatisation et à favoriser une approche plus compatissante.

Accès amélioré aux traitements et aux services de réhabilitation :

Les témoignages mettent souvent en évidence les difficultés d'accès aux traitements appropriés. Il est vital d'augmenter les investissements dans les services de santé mentale et de dépendance, en garantissant que ces services soient accessibles, abordables et adaptés aux besoins spécifiques des usagers. La disponibilité de diverses options de traitement, y compris les thérapies comportementales, le soutien psychosocial, et les programmes de réduction des méfaits, est essentielle pour répondre aux divers parcours de dépendance.

Promotion de la recherche sur la dépendance et les substances :

Pour mieux comprendre les défis auxquels les usagers sont confrontés et pour développer des interventions plus efficaces, la recherche sur la dépendance et l'impact des différentes substances est cruciale. Cela inclut l'étude des facteurs socio-économiques et psychologiques qui contribuent à la dépendance, ainsi que l'évaluation des traitements existants et le développement de nouvelles approches thérapeutiques.

Soutien à l'insertion socio-économique des usagers en réhabilitation :

Pour faciliter le retour à une vie productive et épanouie, il est important d'offrir des opportunités d'emploi et de formation aux anciens usagers. Les programmes visant à améliorer les compétences professionnelles et à fournir un accompagnement dans la recherche d'emploi peuvent jouer un rôle déterminant dans la réussite de la réinsertion sociale.

En prêtant attention à la voix des usagers, en reconnaissant leur humanité et en intégrant leurs expériences et leurs besoins dans la conception et la mise en œuvre des politiques et programmes, le Sénégal peut avancer vers une gestion plus humaine et plus efficace de la question de la drogue. Cela nécessite un engagement continu, une volonté de comprendre et d'agir, et un effort collaboratif impliquant tous les secteurs de la société.

CHAPITRE 8 :

Le Sénégal, carrefour des drogues?

Le Sénégal, niché à l'extrême ouest de l'Afrique, joue un rôle complexe et nuancé dans la dynamique mondiale de la drogue. Ce pays, riche en culture et en histoire, se trouve à l'intersection de diverses routes de trafics de drogues, agissant comme un point de convergence pour les substances illicites destinées à divers continents. Cette position stratégique, couplée à divers facteurs socio-économiques, a façonné le Sénégal en un carrefour de la drogue, impliquant la production, la consommation, et surtout, le trafic international.

La géographie du Sénégal, avec ses vastes frontières continentales peu surveillées, sa grande façade atlantique qui s'étend sur 500 km et sa proximité avec des zones de production de drogues synthétiques en Amérique latine et en Asie, facilite le transit des drogues dures vers l'Europe et d'autres régions africaines. Cette situation géographique, combinée à des défis tels que la corruption, un manque de ressources pour les forces de défense et de sécurité, et une gouvernance parfois fragile, crée un environnement propice au trafic de drogues.

Mais le Sénégal n'est pas seulement un point de passage ; il est également un marché pour la consommation de ces substances. La demande croissante de drogues dures au sein de la population, en particulier chez les jeunes citadins, pose de graves défis en termes de santé publique et de sécurité sociale. Cette consommation, souvent liée à des facteurs tels que le chômage, l'exclusion sociale, ou le stress, exacerbe les problèmes de dépendance et contribue à la criminalité et à la violence.

La culture de drogues, bien que moins médiatisée, est aussi une réalité. Certaines régions du pays, comme la Casamance, sont impliquées dans la culture du cannabis, alimentant le marché local et régional. Bien que cette production soit à une échelle plus réduite comparée au trafic international, elle a des répercussions significatives sur les communautés locales, influençant l'économie, la structure sociale, et la gouvernance.

L'impact du Sénégal comme carrefour de certaines drogues est multidimensionnel. Économiquement, le trafic de drogues génère d'énormes sommes d'argent, souvent utilisées pour alimenter d'autres activités illicites ou blanchies à travers des investissements légitimes, perturbant ainsi l'économie formelle. Socialement, la drogue est un vecteur de dégradation, menant à l'augmentation de la criminalité, à la désintégration des structures familiales et communautaires, et à l'érosion des valeurs sociales.

Pour aborder cette problématique, une stratégie globale et nuancée est nécessaire. Il est crucial d'augmenter la surveillance et le contrôle aux frontières pour freiner le trafic, mais ces mesures doivent être accompagnées d'efforts pour lutter contre la corruption, la concussion et améliorer la gouvernance. De plus, renforcer le système judiciaire et les capacités des forces de l'ordre est essentiel pour assurer que les lois existantes contre le trafic de drogues sont efficacement appliquées.

Sur le plan social, il est impératif de développer des programmes de prévention et d'éducation pour sensibiliser la population aux dangers des drogues, en mettant un accent particulier sur les jeunes et les groupes vulnérables. Les initiatives de réhabilitation et de soutien aux personnes dépendantes sont également cruciales pour traiter le problème à sa racine et aider les individus à se réinsérer dans la société.

En outre, le Sénégal doit collaborer avec la communauté internationale pour traiter le problème des drogues. Le trafic de drogues étant un phénomène transnational, la coopération régionale et internationale est indispensable pour partager les renseignements, harmoniser les politiques de lutte contre la drogue, et mener des actions coordonnées.

La dimension culturelle et l'impact sur la jeunesse méritent une attention particulière dans l'analyse du Sénégal en tant que carrefour des drogues. La jeunesse sénégalaise, porteuse d'avenir et de changement, se retrouve souvent au cœur de cette problématique, tiraillée entre les tentations du gain facile et les risques associés à la consommation et au trafic de drogues. La vulnérabilité des jeunes au chômage et à l'exclusion sociale les rend particulièrement susceptibles de tomber dans les filets de la drogue, que ce soit par la consommation ou par l'implication dans son commerce.

L'éducation joue un rôle primordial dans la prévention. Les écoles, les universités et les structures communautaires doivent intégrer des programmes de sensibilisation qui abordent non seulement les dangers de la consommation de drogues mais aussi la compréhension des mécanismes du trafic et ses conséquences sur la société. Il est crucial d'encourager les jeunes à développer un esprit critique, à faire des choix éclairés, et à se projeter dans un avenir sain et productif.

L'engagement des médias, notamment des médias sociaux et des influences culturelles, est également fondamental dans la lutte contre la drogue. Les artistes, les sportifs, les leaders d'opinion peuvent jouer un rôle significatif en véhiculant des messages positifs et en déconstruisant la glamourisation de la drogue qui peut prévaloir dans certains segments de la culture populaire.

Par ailleurs, l'impact du trafic de drogues sur les communautés locales et l'environnement ne doit pas être sous-estimé. Les activités narcotiques liées au trafic peuvent entraîner une dégradation de l'environnement, affecter les moyens de subsistance traditionnels et altérer le tissu social des communautés. Des initiatives de développement local qui offrent des alternatives économiques viables et respectueuses de l'environnement peuvent contribuer à réduire l'attrait du trafic de drogues.

La coopération internationale est indispensable, car le trafic de drogues au Sénégal a des ramifications qui dépassent largement ses frontières. La collaboration avec les pays voisins, Gambie, Guinée-

Bissau, Guinée, Mali, Mauritanie, Cap-Vert, les agences régionales et les organisations internationales, peut faciliter l'échange d'informations, le renforcement des capacités et la mise en œuvre de stratégies de lutte contre la drogue adaptées aux réalités locales. Dans cette lutte, personne n'y arrivera seul.

Dans le combat contre le trafic de drogues, les saisies jouent un rôle prépondérant, souvent perçu comme un baromètre de l'efficacité des politiques antidrogue. À première vue, la logique est simple : plus les saisies sont importantes, plus la lutte contre le trafic semble efficace. Cependant, la réalité est bien plus nuancée, et les effets des saisies sur le trafic de drogues révèlent des paradoxes qui méritent une exploration approfondie.

Les saisies de drogues sont régulièrement mises en avant dans les médias et les rapports officiels comme des victoires significatives contre les réseaux de trafiquants. Elles sont censées perturber l'approvisionnement, réduire la disponibilité des drogues sur le marché et, par conséquent, diminuer la consommation. Toutefois, cette approche, principalement répressive, ne tient pas compte de la complexité et de la résilience des réseaux de trafic ni de la dynamique de la demande de drogues.

L'un des paradoxes majeurs des saisies est que, bien qu'elles retirent une certaine quantité de drogues du marché, elles peuvent également inciter les trafiquants à intensifier leurs activités pour compenser les pertes. Ce phénomène peut entraîner une augmentation de la production ou de l'innovation dans les méthodes de trafic, rendant la tâche encore plus ardue pour les autorités.

De plus, les saisies importantes peuvent provoquer une instabilité sur le marché des drogues, influençant parfois l'augmentation des prix ou modifiant les routes de trafic. Ces changements peuvent avoir des répercussions inattendues, telles que l'ouverture de nouveaux marchés ou l'adoption de substances alternatives par les consommateurs, potentiellement plus dangereuses.

Il est également crucial de considérer l'impact des saisies sur les communautés locales. Dans certaines localités de la Casamance, l'économie est fortement liée au commerce du cannabis. Beaucoup d'usages sociaux de sa production (scolarisation, alimentation, santé, etc.) dépendent de cette narco-économie. Les ratissages, les saisies, les destructions de zones de cultures tout en étant nécessaires pour lutter contre ce fléau des temps modernes, peuvent avoir des effets socio-économiques délétères pour les populations qui dépendent de cette économie. Cette réalité souligne la nécessité d'accompagner les politiques de saisie par des mesures de développement économique et social pour offrir des alternatives viables aux communautés.

Un autre aspect paradoxal des saisies concerne leur impact sur la perception publique. Si, d'un côté, elles peuvent renforcer la confiance dans les efforts des autorités, d'un autre côté, elles peuvent aussi accroître la méfiance envers les institutions, surtout si les saisies sont perçues comme sélectives ou injustes ou alors si elles font l'objet de recel de la part des forces de défenses et de sécurité. La transparence et l'équité sont essentielles pour maintenir la confiance du public dans les actions menées contre le trafic de drogues.

Les saisies, en tant qu'outil de mesure de l'efficacité de la lutte contre la drogue, présentent donc des limites. Elles ne doivent pas être le seul indicateur de réussite, car elles ne reflètent pas nécessairement une diminution de la demande ni une résolution des problèmes sous-jacents liés à la consommation de drogues. Il est impératif d'adopter une approche plus holistique, qui combine les efforts de répression avec des stratégies de prévention, d'éducation et de réduction des risques.

De surcroît, l'efficacité des saisies en tant que stratégie de dissuasion doit être scrutée avec discernement. Si les grandes saisies font souvent les gros titres, leur capacité à dissuader les trafiquants n'est pas gagnée :

« Selon les données de l'ONUDC, le flux de cocaïne et d'héroïne passant par l'Afrique de l'Ouest est estimé entre 30 et 40 tonnes par an. Ces quantités représenteraient une valeur en gros de 1,25 milliard de dollars US en Europe et procurent des revenus substantiels aux narcotrafiquants. L'Afrique de l'Ouest est une zone de transit de la cocaïne destinée au marché européen. Produite presque exclusivement au Pérou, en Colombie et en Bolivie, la cocaïne à destination de l'Europe doit tout d'abord traverser l'Atlantique afin d'accéder aux grands ports européens » (ministère de l'Intérieur, 2019).

D'après une enquête de Isidore Kowounou, publiée sur BBC Afrique[29], 8 décembre 2023, entre 2019 et 2023, 47,5 tonnes de cocaïne ont été saisies dans la région ouest-africaine. Un chiffre en constante progression :

✓ Au Sénégal, 3 tonnes de cocaïne ont été saisies le mardi 28 novembre 2023, à 150 km au large de Dakar. 800 kilos de cocaïne avaient été saisis en janvier 2023 au large des côtes sénégalaises sur un navire. 300 kilogrammes de cocaïne étaient saisis par la douane sénégalaise en octobre 2022. La Marine nationale sénégalaise avait saisi plus de 2 tonnes de cocaïne, le 17 octobre 2021, à 363 km de Dakar. De même, le 5 juin 2021, à 140 km au large de Dakar, 8,3 tonnes de haschich ont été saisies.

✓ Au Niger, saisie de 200 kilogrammes de cocaïne retrouvés dans le véhicule d'un maire, en janvier 2022.

✓ Dans le golfe de Guinée, plus de 12 tonnes de cocaïne saisies depuis décembre 2022 : 880 kilogrammes de cocaïne saisis sur un navire de pêche en provenance de l'Amérique latine, le 4 novembre 2023 ; 4,6 tonnes de cocaïne saisies en décembre 2022 ; 5 tonnes saisies en avril 2023 et 2,4 tonnes en septembre 2023.

✓ À Bobo Dioulasso (Burkina Faso), 96 plaquettes de cocaïne d'un poids total de 115 118 kilos saisis dans un véhicule.

✓ Au poste frontalier de Kourémalé (Mali-Guinée), en août 2022, 160 kilos de cocaïne saisis dans un véhicule.

✓ À Lagos (Nigeria), 1,8 tonne de cocaïne saisie dans un entrepôt en septembre 2022.

✓ À Cotonou (Bénin), 2,5 kg de cocaïne saisis en octobre 2023 dans un entrepôt ; 145,5 kg de cocaïne saisis en mai 2023.

✓ Au Togo, plus de 8 tonnes de drogues diverses dont 56 kg de cocaïne ont été saisies en 2021. En 2020, plus de 50 tonnes de drogue dont 236 kg de cocaïne ont été incinérées dans le pays.

---

[29] https://www.bbc.com/afrique/articles/cpwp776w6zeo consulté le 20 septembre 2024.

Les organisations criminelles impliquées dans le trafic de drogues sont souvent structurées et résilientes, capables de s'adapter rapidement aux perturbations de leurs opérations. Elles peuvent diversifier leurs itinéraires, changer de méthodes, ou même augmenter la production pour compenser les pertes dues aux saisies, soulignant ainsi une capacité d'adaptation qui peut déjouer les efforts de répression.

L'aspect humain et les implications éthiques des saisies méritent également une attention particulière. Les individus arrêtés lors de saisies sont souvent les maillons les plus faibles des réseaux de trafic – les transporteurs, les petits revendeurs, les cultivateurs – tandis que les acteurs majeurs et les bénéficiaires en amont restent insaisissables. Cette situation soulève des questions sur l'équité et l'efficacité de la justice pénale dans la guerre contre la drogue, pointant vers la nécessité d'une approche plus ciblée qui vise les niveaux supérieurs des réseaux criminels, ces intouchables, ces complices très haut placés.

La communication autour des saisies joue aussi un rôle critique. Bien que les annonces de grandes prises puissent servir à rassurer le public sur la vigilance des autorités, elles peuvent également contribuer à une perception exagérée de la prévalence du trafic de drogues, alimentant la peur, le sentiment d'insécurité et la stigmatisation. Une communication responsable et nuancée est essentielle pour éduquer le public sans inciter à la panique, à la désinformation ou à la xénophobie.

Dans ce contexte complexe, la nécessité d'approches innovantes et multidimensionnelles est évidente. Les saisies doivent être intégrées dans des stratégies globales qui incluent la prévention, le traitement de la dépendance, le soutien économique aux communautés vulnérables, et la coopération internationale. Des initiatives visant à réduire la demande de drogues, comme l'éducation et la sensibilisation sur les risques de la consommation, sont cruciales pour s'attaquer au problème à la racine.

Par ailleurs, la mise en place de politiques qui favorisent le développement économique et social des régions affectées par le trafic de drogues dures peut contribuer à diminuer la dépendance des communautés à l'économie illicite et illégale. L'investissement dans l'éducation, la santé, les infrastructures et l'agriculture durable peut offrir des alternatives légitimes et stables, réduisant ainsi l'attrait du trafic de drogues dures comme source de revenus. Concernant le cannabis, une véritable réflexion devrait être initiée pour envisager de soutenir la culture de cannabis qui fait vivre beaucoup de communautés en Casamance notamment.

En somme, si les saisies demeurent un outil important dans l'arsenal contre le trafic de drogues, leur rôle et leur impact doivent être évalués avec prudence et discernement. Une politique de lutte contre les drogues dures véritablement efficace exige un engagement à long terme, une compréhension profonde des dynamiques locales et internationales du trafic, et une volonté de s'adapter et d'innover pour répondre aux défis en constante évolution posés par ce fléau mondial. En reconnaissant les limites et les paradoxes des saisies, les autorités peuvent avancer vers des stratégies plus holistiques et humaines, qui abordent tous les aspects de la problématique des drogues pour une société plus sûre et plus juste.

CHAPITRE 9 :

L'impact sociétal des drogues

Les drogues, avec ses tentacules étendus, impactent profondément la société sénégalaise, touchant presque tous les aspects de la vie quotidienne. Ses répercussions ne sont pas limitées à l'usager, au CDI (consommateur de drogue injectable), mais s'étendent aux familles, aux communautés, à l'économie et aux structures mêmes de la société. Explorer ces impacts permet de comprendre l'ampleur du défi et d'identifier les voies d'action pour y faire face.

Impact sur la santé publique

Le premier et le plus immédiat impact des drogues se ressent sur la santé publique. La consommation de substances illicites peut engendrer un large éventail de problèmes de santé, allant des maladies infectieuses comme le VIH et l'hépatite, dues à l'usage de seringues partagées, à divers troubles mentaux et physiques. Les coûts associés à la prise en charge médicale de ces problèmes sont substantiels et mettent sous pression les systèmes de santé déjà souvent fragiles.

Conséquences économiques

Sur le plan économique, l'impact des drogues est tout aussi significatif. Les drogues affectent la productivité du travail, réduisent les capacités de la main-d'œuvre et découragent l'investissement étranger. Les ressources publiques, au lieu d'être investies dans le développement, sont souvent détournées pour lutter contre le trafic de drogues et traiter ses conséquences, réduisant ainsi les fonds disponibles pour l'éducation, l'infrastructure et d'autres services essentiels.

Effets sur la criminalité et la sécurité

La relation entre drogue et criminalité est complexe et bidirectionnelle. La consommation de drogues, notamment des drogues dures, peut mener à une augmentation de la criminalité, les individus cherchant à financer leur dépendance par des actes illicites. Inversement, le trafic de drogues engendre violence et corruption, déstabilisant les communautés et érodant la confiance dans les institutions.

Répercussions sociales

Les familles et les communautés ressentent vivement l'impact social des drogues. Les liens familiaux sont souvent mis à rude épreuve, avec des conséquences particulièrement dévastatrices pour les enfants exposés aux addictions dans leur environnement familial. Les communautés peuvent se trouver fragmentées et affaiblies, perdant leur capacité à s'autogérer et à soutenir leurs membres.

Impact sur le développement

Au niveau macro, les drogues peuvent freiner le développement national. En détournant les jeunes et les ressources des investissements productifs, en créant un climat d'insécurité, et en minant la gouvernance, les drogues représentent un obstacle sérieux au progrès social et économique.

Voies d'action

Face à ces défis, plusieurs pistes d'action se dessinent :

Renforcer les systèmes de santé :

Il est crucial d'améliorer l'accès aux soins pour les personnes souffrant de dépendance, en intégrant la prise en charge des addictions dans les services de santé généraux et en développant des programmes de prévention et de traitement spécifiques.

Soutenir les familles et les communautés :

Mettre en place des programmes de soutien pour les familles affectées par les addictions, en offrant un accompagnement psychosocial et en renforçant les structures communautaires de soutien.

Intégrer la lutte contre la drogue dans les stratégies de développement :

Assurer que les efforts de lutte contre la drogue soient intégrés dans les plans de développement plus larges, reconnaissant leur rôle crucial pour la réalisation des objectifs économiques et sociaux.

Prévention et éducation :

Renforcer les programmes d'éducation et de prévention, en ciblant en particulier les jeunes, pour les informer des risques liés aux drogues et promouvoir des styles de vie sains.

En traitant l'impact des drogues sur la société sénégalaise de manière globale, en reconnaissant les liens interconnectés entre la santé, l'économie, la sécurité et le bien-être social, le Sénégal peut élaborer des stratégies plus efficaces et plus humaines pour faire face à ce défi.

Amélioration de la réponse judiciaire et législative :

Pour adresser efficacement le problème de drogues, il est impératif d'avoir un cadre légal clair, équitable et moins répressif, car la répression de ces dernières décennies a produit la surpopulation carcérale. Cela signifie non seulement des lois strictes contre le trafic de drogues mais aussi des mesures qui permettent la réhabilitation des consommateurs plutôt que leur criminalisation. La justice devrait offrir des programmes de réinsertion pour les individus dépendants, réduisant ainsi les risques de récidive.

Renforcement de la coopération internationale :

Étant donné que le trafic de drogues est un problème transnational, une collaboration internationale est essentielle. Le Sénégal devrait renforcer ses alliances avec d'autres nations et des organisations internationales pour partager les meilleures pratiques, améliorer les capacités de surveillance et de suivi, et coordonner les efforts de lutte contre le trafic de drogues.

Promotion de l'emploi et des alternatives économiques :

Offrir des opportunités économiques, en particulier aux jeunes et aux communautés vulnérables, est crucial pour réduire l'attrait de l'économie de la drogue. Des programmes visant à encourager l'entrepreneuriat, l'accès à l'éducation et la formation professionnelle peuvent fournir des alternatives viables à l'implication dans le trafic de drogues.

Mobilisation et engagement communautaire :

Les communautés jouent un rôle clé dans la lutte contre la drogue. En mobilisant les ressources communautaires pour la prévention, en soutenant les initiatives locales et en encourageant l'engagement civique, on peut renforcer le tissu social et réduire la vulnérabilité à la drogue.

Attention particulière aux groupes vulnérables :

Certains groupes sont particulièrement susceptibles de tomber dans la consommation de drogues en raison de facteurs socio-économiques ou de traumas spécifiques. Des programmes ciblés pour soutenir les femmes, les enfants, les populations rurales et les personnes vivant dans la pauvreté sont nécessaires pour s'attaquer aux racines de la vulnérabilité.

Utilisation de la technologie et de l'innovation :

Utiliser la technologie pour améliorer la prévention et la lutte contre la drogue peut offrir de nouvelles voies d'action. Cela inclut l'utilisation de l'intelligence artificielle pour détecter les tendances de consommation, les plateformes en ligne pour la sensibilisation et le soutien, et les applications mobiles pour l'éducation en matière de santé.

En adoptant une approche globale et intégrée, qui considère les impacts multifacettes de la drogue sur la société et qui mobilise tous les secteurs de la communauté, le Sénégal peut construire une réponse robuste et durable à l'un des défis les plus pressants de notre époque. En visant non seulement à réduire l'offre et la demande de drogues mais aussi à atténuer les impacts sociétaux, le pays peut aspirer à un avenir plus sain et plus prospère pour toutes ses communautés.

CHAPITRE 10 :

Les nouvelles drogues

10.1 Le « volet »

L'apparition de nouvelles substances addictives sur le marché représente un défi constant pour les autorités sanitaires et les forces de l'ordre, particulièrement lorsqu'une substance jusqu'alors « inconnue » fait son entrée. Prenons l'exemple de la drogue « volet » : une substance émergente provenant de la Gambie, qualifiée de drogue des boîtes de nuit, qui a récemment capté l'attention au Sénégal. Cette situation soulève une série de questions et de défis significatifs, illustrant la complexité de la lutte contre les drogues dans un contexte en perpétuelle évolution.

La drogue « volet », ainsi nommée pour sa couleur distincte, illustre parfaitement la problématique des nouvelles substances psychoactives qui traversent les frontières et déjouent les systèmes de contrôle existants. Sa composition, souvent inconnue ou mal comprise, et ses effets, potentiellement dangereux et mal documentés, représentent un danger immédiat pour la santé publique.

L'émergence de telles drogues met en lumière plusieurs défis majeurs. D'abord, il y a la question de la détection et de l'identification. Les nouvelles substances psychoactives peuvent échapper aux tests standard, rendant difficile leur identification rapide par les autorités sanitaires et douanières. Cette situation nécessite des investissements dans la technologie et la formation pour améliorer la capacité de détection et d'analyse.

Ensuite, il y a le défi de l'évaluation des risques. Sans une compréhension claire de la composition de la drogue et de ses effets sur l'organisme, il est complexe d'établir des stratégies de prévention et de traitement efficaces. La recherche et la collaboration internationale deviennent cruciales pour partager les connaissances et les expériences concernant ces nouvelles substances.

La question de la législation est également centrale. Les cadres juridiques peuvent être lents à s'adapter à l'apparition de nouvelles drogues, créant un décalage durant lequel ces substances restent dans une zone grise, ni tout à fait légales, ni explicitement interdites. Cela nécessite une réactivité et une flexibilité accrues dans les processus législatifs pour garantir une réponse rapide et appropriée.

L'éducation et la sensibilisation sont des outils essentiels dans la lutte contre l'émergence de nouvelles drogues. Il est crucial d'informer le public, en particulier les jeunes, des risques associés à la consommation de substances peu connues. Les campagnes de sensibilisation doivent mettre en lumière non seulement les dangers pour la santé, mais aussi les conséquences légales et sociales de la consommation de drogues.

Enfin, le phénomène des nouvelles drogues soulève la question plus large de la demande de substances psychoactives. Comprendre pourquoi les individus se tournent vers de nouvelles drogues, souvent au péril de leur santé, est essentiel pour aborder le problème à la racine. Cela implique de s'attaquer aux facteurs sous-jacents tels que le stress, l'exclusion sociale, le manque de perspectives ou la curiosité, en proposant des alternatives saines et en renforçant les réseaux de soutien communautaire.

L'exemple de la drogue « volet » qui passe par la Gambie illustre la nécessité d'une approche régionale, globale et multidisciplinaire pour faire face à l'émergence de nouvelles substances. En combinant la veille/surveillance, la recherche, l'éducation, la législation agile et le soutien communautaire, il est possible de construire une réponse efficace et adaptative aux défis posés par les nouvelles drogues sur le marché, protégeant ainsi la santé et le bien-être des populations.

Face à l'émergence de nouvelles drogues comme le « volet », il est essentiel de mettre en place une stratégie de réponse qui inclut la coopération internationale. Les drogues ne connaissent pas de frontières, et la substance qui émerge dans un pays aujourd'hui peut très rapidement devenir un problème mondial. Une collaboration étroite entre les pays peut faciliter l'échange d'informations sur les nouvelles substances, leurs effets, et les meilleures pratiques pour y faire face.

La coopération peut également jouer un rôle crucial dans la régulation et le contrôle des précurseurs chimiques nécessaires à la production de ces drogues. En surveillant et en limitant le commerce de ces substances et ingrédients, il est possible de freiner la production de nouvelles drogues psychoactives avant qu'elles n'atteignent le marché.

Dans le contexte sénégalais, la proximité avec la Gambie, d'où provient le « volet », souligne la nécessité d'une coopération transfrontalière renforcée. Les efforts conjoints en matière de surveillance, de partage de renseignements et de contrôle des frontières sont essentiels pour prévenir l'entrée et la diffusion de nouvelles drogues même dans un contexte de libre circulation des biens et des personnes au sein de la CEDEAO[30].

Parallèlement, la réponse à l'émergence de nouvelles drogues doit également être locale et adaptée aux réalités spécifiques de chaque communauté. L'implication des leaders locaux, des organisations de la société civile, et des professionnels de santé peut faciliter la diffusion d'informations précises et pertinentes, aidant ainsi à prévenir l'usage de drogues et à identifier rapidement les problèmes émergents.

L'éducation joue un rôle primordial dans ce contexte. Il est crucial d'aller au-delà des messages de prévention traditionnels pour développer des programmes éducatifs qui abordent la complexité des drogues et leurs impacts. Cela inclut l'éducation sur les risques spécifiques des nouvelles substances, mais aussi une

[30] Communauté économique des États de l'Afrique de l'Ouest.

compréhension plus large des raisons pour lesquelles les individus peuvent être tentés par la drogue et des moyens sains de faire face aux défis de la vie.

Les systèmes de santé doivent également être préparés à répondre à l'émergence de nouvelles drogues. Cela inclut la formation des professionnels de santé sur la reconnaissance et le traitement des intoxications par de nouvelles substances, ainsi que la mise en place de systèmes de surveillance pour détecter rapidement les tendances émergentes de consommation de drogues.

Enfin, la recherche joue un rôle essentiel dans la compréhension des nouvelles drogues. Les études sur la composition des nouvelles substances, leurs effets sur la santé, et les meilleures approches de traitement sont cruciales pour élaborer des réponses efficaces. Les sciences sociales et humaines ont aussi leur rôle à jouer. Cette recherche – parce que la recherche précède l'action – doit être soutenue par des financements adéquats et une collaboration étroite entre les scientifiques, les autorités de santé publique, et les décideurs politiques. Le temps de la recherche doit être le temps des politiques publiques, pour une fois.

En somme, la réponse à l'émergence de nouvelles drogues nécessite une approche intégrée, impliquant la coopération internationale, l'éducation, la santé publique, la recherche, et l'engagement communautaire. En tissant ensemble ces différents fils, il est possible de construire un filet de sécurité solide pour protéger les individus et les communautés contre les risques associés aux nouvelles substances psychoactives.

10.2 Cyberespace et nouvelles addictions

L'avènement de l'ère numérique a transformé notre société de manière irréversible, offrant des avantages incontestables en termes de communication, d'éducation et d'accès à l'information. Cependant, cette révolution numérique a également donné naissance à de nouveaux défis, notamment l'émergence de comportements addictifs liés à l'utilisation d'Internet et des technologies. Cette addiction numérique, couplée à une augmentation de la cybercriminalité, pose des questions complexes qu'il est crucial d'adresser.

L'addiction au cyberespace ou la toxicomanie numérique

L'addiction à Internet, aux jeux en ligne, aux réseaux sociaux et aux smartphones est devenue une préoccupation croissante. Les réseaux sociaux, les jeux en ligne ainsi que les vidéos sont considérés comme des drogues sans produit. Ils sont addictogènes. Les réseaux sociaux en particulier sont omniprésents dans nos vies. À la maison, au travail, du matin jusqu'au soir notre vie est parasitée par des notifications, des sollicitations, des envies numériques. Cette hyper-connexion peut fragiliser notre état mental et entraîner un burn-out.

Ces technologies, conçues pour être captivantes, peuvent entraîner une utilisation excessive, affectant la santé mentale, les relations interpersonnelles et la productivité. Les jeunes, en particulier, sont vulnérables à ces addictions, car leur besoin de connexion sociale et leur curiosité naturelle peuvent les conduire à une consommation numérique excessive. Des signes et symptômes existent, notamment la nomophobie (Bhattacharya *et al.*, 2019) ou mobidépendance ou encore FoMO[31] (Przybylski *et al.*, 2013) qui désigne la peur panique ou la phobie de ne pas avoir son téléphone. Elle découle du caractère incontournable des écrans dans nos vies et qui entraîne la surexposition des écrans, la surutilisation des réseaux sociaux, l'hyper-connexion ou leur gestion inappropriée.

La santé mentale, sociale et physique est affectée : trouble du sommeil et de la vision, prise de poids, troubles du comportement, maux de tête, migraines, déprime, baisse des performances scolaires et professionnelles, appauvrissement des relations sociales, rétrécissement de l'espace vital, isolement, marginalisation, etc.

---

[31] FoMO (de l'anglais : Fear Of Missing Out, « peur de rater quelque chose ») est assimilable à une peur de manquer une information importante. Le contraire s'appelle JoMO (Joy Of Missing Out).

Stratégies de prévention et d'intervention

Éducation et sensibilisation :

Il est essentiel d'intégrer dans les programmes scolaires des modules sur la littératie numérique, enseignant aux élèves à utiliser les technologies de manière responsable. Ces programmes devraient aborder les risques de l'addiction au numérique et proposer des stratégies pour maintenir un équilibre sain entre vie numérique et vie réelle.

Formation des parents et des éducateurs :

Les adultes doivent être formés pour reconnaître les signes de l'addiction numérique chez eux et chez les jeunes et savoir comment intervenir efficacement. Ils doivent également être des modèles de comportement, en montrant comment utiliser les technologies de manière équilibrée.

Création d'espaces de dialogue :

Encourager les discussions ouvertes sur l'usage des technologies peut aider les individus à prendre conscience de leurs habitudes et à identifier les comportements problématiques.

Au-delà de l'addiction, le cyberespace fait également ressortir le voyeurisme[32], le besoin d'exhibition, le narcissisme[33], atteinte à la vie privée et la cybercriminalité.

Développement des compétences numériques

Programmes de compétences numériques :

Développer des programmes qui enseignent non seulement comment utiliser les technologies de manière sûre et éthique, mais aussi comment reconnaître et gérer les comportements addictifs liés au numérique. Ces programmes devraient être accessibles à tous les segments de la population pour garantir une compréhension et une application larges des pratiques saines en matière de technologie.

---

[32] Pulsion, déviation sexuelle qui consiste à observer la nudité ou le comportement sexuel d'autrui, et d'en éprouver un plaisir ou une excitation sexuelle.

[33] Trouble de la personnalité incluant un amour excessif de soi, un besoin d'être admiré, un sentiment d'être supérieur aux autres et un manque d'empathie.

Espaces sans technologie :

Encourager la création d'espaces où la technologie est volontairement absente, permettant aux individus de se reconnecter avec le monde physique et de cultiver des relations interpersonnelles directes. Cela peut aider à réduire la dépendance aux appareils numériques et à favoriser un meilleur équilibre de vie.

Soutien psychologique et réseaux de support

Support psychologique :

Mettre en place des services de soutien psychologique pour ceux qui luttent contre l'addiction numérique. Ces services peuvent inclure des consultations individuelles, des groupes de soutien, et des ateliers éducatifs pour aider les individus à comprendre et à surmonter leur dépendance.

Réseaux de support :

Créer des réseaux de support en ligne et hors ligne qui offrent des ressources, des conseils et un espace de partage pour ceux qui sont affectés par l'addiction numérique. Ces réseaux peuvent fournir un sentiment de communauté et un encouragement mutuel pour surmonter l'addiction.

CHAPITRE 11 :

La lutte contre les drogues

Au Sénégal, la lutte contre la consommation et le trafic de drogues est un défi multidimensionnel qui requiert une approche tout aussi complexe et diversifiée. Les stratégies mises en œuvre englobent à la fois la prévention, la répression et la réhabilitation, s'attaquant au problème sous différents angles pour en maximiser l'efficacité à l'échelle bilatérale, sous-régionale, régionale, multilatérale. C'est pour cela qu'il a ratifié la Convention de 1961 sur les stupéfiants, la Convention de 1971 sur les substances psychotropes, la Convention de 1988 contre le trafic illite des stupéfiants et des substances psychotropes.

En outre, il existe des structures de coordination de la lutte contre les drogues : le Comité interministériel de lutte contre la drogue (CILD), la Cellule nationale de traitement des informations financières (CENTIF).

11.1 Stratégies

Prévention et éducation

La prévention est la pierre angulaire de la lutte contre la drogue. Au Sénégal, divers programmes visent à éduquer les citoyens, en particulier les jeunes, sur les dangers des drogues. Les campagnes d'information dans les écoles, les quartiers et les médias jouent un rôle crucial en sensibilisant le public aux risques liés à la consommation de drogues et en promouvant des modes de vie sains.

Ces programmes mettent l'accent sur l'importance de la résilience individuelle et sociale, offrant des outils et des compétences pour résister à la pression des pairs et faire face aux défis de la vie sans recourir à la drogue. Les initiatives de prévention sont souvent soutenues par des partenariats entre le gouvernement, les organisations non gouvernementales et les communautés locales, permettant une approche cohérente et intégrée.

Répression et application de la loi

Le ton est donné avec la Loi 97-18 du 1er décembre 1997 portant Code des drogues (Code des drogues, 97-12-1). Elle a été modifiée en ses articles 95 à 103 par la Loi 2007-31 du 27 décembre 2007 appelée « Loi Abdou Latif Gueye », qui sanctionne le trafic de drogues de peines criminelles. De même, la Loi 2014-10 du 28 février 2014 portant Code des douanes autorise les agents des douanes à utiliser les techniques spéciales d'enquêtes. En outre, des structures de répression existent telles que l'Office central de répression du trafic illicite des stupéfiants (OCRTIS) créé par le décret 97-1218 du 17 décembre 2017, l'Unité mixte de contrôle de conteneurs et de navires (UMCC) au Port de Dakar, la Cellule aéroportuaire anti-trafics (CAAT).

La répression reste encore un élément clé de la stratégie nationale, avec des efforts continus pour intercepter les flux de drogues et démanteler les réseaux de trafiquants. Les forces de l'ordre sénégalaises collaborent étroitement avec les partenaires internationaux pour renforcer les capacités de détection et de saisie, tout en améliorant les mécanismes de justice pour traiter efficacement les affaires liées à la drogue.

La formation des agents de police, des douaniers et du personnel judiciaire est essentielle pour assurer une application rigoureuse et équitable de la loi. Cette formation vise non seulement à améliorer les compétences techniques, mais aussi à promouvoir l'intégrité, la responsabilité et le respect des droits de l'homme dans la lutte contre les drogues.

Traitement et réhabilitation

La réhabilitation des individus affectés par la drogue est une autre composante essentielle des stratégies de lutte. Les centres de traitement et de réhabilitation publics et privés offrent un soutien vital aux personnes dépendantes, les aidant à surmonter leur addiction et à se réinsérer dans la société :

– Centre hospitalier national psychiatrique de Thiaroye ;

– Centre de santé mentale Dalal Xel de Thiès ;

– Service de psychiatrie et de psychopathologie médicale (CHNU de Fann) ;

– Centre de santé mentale Dalal Xel de Fatick ;

– Hôpital militaire de Ouakam, service de psychiatrie ;

– Hôpital principal de Dakar, service de psychiatrie ;

– Hôpital régional de Saint-Louis, service de psychiatrie ;

– Centre psychiatrique Djinkoré de Tambacounda ;

– Hôpital militaire de Ouakam, Programme de soutien psychologique des armées (PSPA) ;

– Centre psychiatrique Émile BADIANE de Ziguinchor ;

– Centre de prise en charge intégrée des addictions de Dakar (CEPIAD), CHNU Fann, seule structure spécialisée en addictologie ;

– Centre hospitalier de Louga, service de psychiatrie ;

– Centre de réinsertion Elhadj Ibrahima Niass de Kaolack ;

– Service de psychiatrie EPS1 de Mbour.

Ces services ne se limitent pas au traitement psychiatrique mais englobent également la sensibilisation, le soutien psychologique et social contribuant à une approche holistique de la réhabilitation.

Sensibilisation et réinsertion

L'implication des familles et des communautés dans le processus de réhabilitation est encouragée, reconnaissant leur rôle crucial dans le soutien et la réintégration des individus en convalescence.

Il existe le Centre de sensibilisation et d'information sur les drogues (CSID) Jacques CHIRAC de Thiaroye.

L'engagement des acteurs communautaires (société civile, privée, religieux, coutumiers, *bajenu gox*, sportifs, artistes, partenaires techniques et financiers, etc.) est essentiel pour le succès des stratégies de lutte contre la drogue. Les initiatives communautaires peuvent jouer un rôle déterminant dans la prévention, en créant des environnements protecteurs et en offrant des alternatives positives aux jeunes.

Les leaders communautaires, les éducateurs, les professionnels de santé et les citoyens sont des acteurs clés dans cette approche, contribuant à la sensibilisation, à la prévention et au soutien des individus touchés par la drogue.

Des associations et ONG œuvrent également dans cette dynamique. Elles sont regroupées autour de collectifs comme la Fédération nationale des ONG et OCB luttant contre la drogue (FONSELUD), le Réseau africain contre la drogue, les violences et le Sida (RADOVIS), Réseau national des intervenants de la société civile contre la drogue (RNSD), l'Association sénégalaise de réduction des risques (ASRDR).

11.2 Vers une société sans drogues ?

La question de la lutte contre les drogues au Sénégal est complexe et multifacette, invitant à une réflexion profonde sur les réalités sociales, économiques, politiques et culturelles du pays. Cette partie explore la possibilité d'une société sans drogue au Sénégal, examinant les défis, les perspectives et les scénarios futurs potentiels dans la lutte contre ce fléau.

Évaluation du contexte actuel

Pour envisager un Sénégal sans drogue, il est crucial d'analyser l'état actuel de la consommation et du trafic de drogues, en identifiant les facteurs qui contribuent à la persistance de ce problème. Ces facteurs incluent la pauvreté, le chômage, les inégalités sociales, les pressions culturelles, et les défis liés à la gouvernance et à la loi.

Défis à surmonter

Économiques et sociaux :

La lutte contre la drogue est intrinsèquement liée aux défis économiques et sociaux. Tant que des problèmes tels que la pauvreté et le manque d'opportunités persistent, il sera difficile d'éliminer complètement la consommation de drogues.

Éducation et sensibilisation :

L'éducation est cruciale pour prévenir la consommation de drogues. Un investissement dans des programmes éducatifs complets, ciblant en particulier les jeunes, est nécessaire pour construire une société plus consciente des risques liés aux drogues.

Traitement et réhabilitation :

Renforcer les services de traitement et de réhabilitation pour les usagers de drogues est essentiel pour les aider à se libérer de la dépendance et à se réintégrer dans la société.

Scénarios futurs possibles

Réduction maximale :

Un scénario réaliste pourrait être la réduction maximale de la consommation et du trafic de drogues, à travers des politiques intégrées et une coopération internationale renforcée, même si l'éradication totale peut être hors de portée.

Modèle de gestion de la drogue :

Un autre scénario envisageable est l'adoption d'un modèle de gestion de la drogue, où l'accent est mis sur la réduction des méfaits et l'intégration des usagers dans des programmes de traitement et de réhabilitation, plutôt que sur la criminalisation.

Vision pour l'avenir

Pour progresser vers une société où la drogue pose moins de problèmes, il est crucial d'adopter une approche holistique qui comprend :

Politiques intégrées :

Les politiques de lutte contre la drogue doivent être intégrées et prendre en compte les dimensions sociales, économiques et culturelles du problème.

Participation communautaire :

Impliquer les communautés (les OSC, les ASC, les chefs religieux et coutumiers, les chefs de quartiers, les relais communautaires, les médiateurs, les *bajenu gox*, les sportifs, les artistes, les parents d'élèves, le mécénat, les syndicats, les amicales d'étudiants, les journalistes, les coachs, les influenceurs, etc.) dans la conception et la mise en œuvre des stratégies de lutte contre la drogue peut contribuer à des solutions plus durables et ancrées dans la réalité locale.

Innovation et adaptabilité :

Les stratégies doivent être innovantes, s'adapter aux évolutions du marché des drogues et aux changements sociaux, et être fondées sur des données et des recherches solides.

Solidarité internationale :

Compte tenu de la nature transnationale du trafic de drogues, la solidarité et la coopération internationales sont indispensables pour aborder le problème de manière globale.

Investissement dans la recherche et l'innovation :

Pour évoluer vers une société où les drogues posent moins de défis, un investissement substantiel dans la recherche est crucial. Cela implique d'étudier non seulement les tendances de consommation de drogues mais aussi l'efficacité des différentes politiques de lutte contre la drogue. La recherche peut offrir des insights précieux sur les méthodes les plus efficaces pour aborder la problématique de la drogue, en tenant compte des spécificités culturelles et sociales du Sénégal.

Renforcement du système judiciaire :

Pour s'acheminer vers une réduction significative de la consommation et du trafic de drogues, le renforcement du système judiciaire est impératif. Cela signifie non seulement sanctionner les trafiquants mais aussi offrir des voies de réhabilitation pour les usagers de drogues, reconnaissant ainsi les addictions comme un problème de santé plutôt qu'un acte criminel. Un système judiciaire robuste et équitable peut dissuader le trafic tout en favorisant la réinsertion des usagers.

Collaboration sectorielle :

Une collaboration étroite entre différents secteurs – santé, éducation, justice, affaires sociales – est nécessaire pour une approche holistique de la lutte contre la drogue. Chaque secteur peut apporter une contribution unique, qu'il s'agisse de prévenir la consommation de drogues, de traiter la dépendance ou de faciliter la réinsertion sociale des usagers.

Focus sur la prévention :

La prévention est la clé pour réduire à long terme la consommation de drogues. Cela comprend non seulement des campagnes de sensibilisation mais aussi l'éducation dès le plus jeune âge, des programmes visant à renforcer les compétences de vie et à offrir des alternatives saines aux jeunes pour éviter le piège de la drogue.

Encouragement de l'engagement communautaire :

L'engagement des communautés locales est essentiel pour lutter efficacement contre la drogue. Les communautés peuvent jouer un rôle crucial dans la prévention, l'identification précoce des problèmes liés à la drogue, et le soutien aux usagers et à leurs familles.

Surveillance et évaluation continues :

Pour s'assurer que les stratégies mises en place sont efficaces, une surveillance et une évaluation continues sont nécessaires. Cela permet d'ajuster les politiques en fonction de leur efficacité et de réagir rapidement aux nouvelles tendances et défis.

Soutien international :

Enfin, le Sénégal peut bénéficier du soutien et de l'expérience internationale dans sa lutte contre la drogue. La collaboration avec des organisations internationales et d'autres pays peut apporter une assistance technique, un partage de bonnes pratiques et un soutien financier.

11.3 Recommandations pour l'avenir

Pour s'attaquer efficacement au problème de la consommation et du trafic de drogues, le Sénégal doit adopter une approche multidimensionnelle, impliquant tous les secteurs de la société. Les recommandations suivantes visent à fournir des pistes d'action concrètes pour les acteurs étatiques et non étatiques, afin de renforcer la lutte contre ce fléau.

1. Renforcement des politiques de prévention

Développer des programmes éducatifs dès le plus jeune âge, intégrant la sensibilisation aux drogues dans les *curricula* scolaires, pour équiper les enfants et les jeunes avec les connaissances et les compétences nécessaires pour résister à la tentation des drogues.

Encourager les campagnes de communication qui utilisent les médias et les réseaux sociaux pour atteindre un large public, en mettant l'accent sur les risques de la consommation de drogues et sur les moyens de se faire aider.

Impliquer les leaders communautaires, religieux et les figures de l'autorité traditionnelle dans les programmes de prévention pour renforcer le message au sein des communautés.

2. Amélioration des systèmes de surveillance et de contrôle

Renforcer les capacités des forces de défense et de sécurité en matière de détection et de saisie des drogues, en investissant dans la formation et l'équipement modernes.

Améliorer la coopération régionale et internationale pour l'échange d'informations et la coordination des efforts dans la lutte contre le trafic transfrontalier de drogues.

Mettre en place des systèmes efficaces de surveillance des marchés pour détecter rapidement l'apparition de nouvelles substances psychoactives.

3. Approches basées sur la santé publique

Renforcer les services de traitement et de réhabilitation pour les personnes dépendantes, en garantissant l'accès à des soins de qualité et le respect de leur dignité et de leurs droits.

Promouvoir les approches de réduction des risques, en reconnaissant que la prévention de la consommation n'est pas toujours possible et qu'il est nécessaire d'atténuer les méfaits associés à la consommation de drogues.

Encourager la recherche sur la consommation de drogues et ses impacts pour informer les politiques publiques et adapter les interventions aux réalités locales.

4. Renforcement de la législation et de la justice

Évaluer et réviser la législation en matière de drogues : Loi 97-18 du 1er décembre 1997 ; Loi 2007-31 du 27 décembre 2007, pour s'assurer qu'elle est adaptée, équitable et efficace dans la réduction du trafic et de la consommation de drogues.

Assurer une formation continue pour le personnel judiciaire sur les enjeux liés aux drogues et promouvoir des alternatives à l'incarcération pour des affaires liées au cannabis.

Promouvoir la transparence et la responsabilité dans l'application des lois sur les drogues pour renforcer la confiance du public dans les institutions.

5. Engagement et participation communautaire

Soutenir les initiatives communautaires qui offrent des alternatives positives aux jeunes pour les éloigner de la tentation des drogues, telles que les programmes d'éducation, les activités sportives et culturelles, et les opportunités d'emploi.

Encourager la participation des communautés dans la conception et la mise en œuvre des politiques de lutte contre les drogues, en reconnaissant leur expertise et leur expérience vécue.

Renforcer les réseaux de soutien pour les familles et les proches des personnes affectées par la consommation de drogues, en leur fournissant les ressources et l'information nécessaires.

6. Intégration des soins de santé mentale

Intégrer les services de santé mentale dans les programmes de prévention et de traitement de la consommation de drogues, reconnaissant que les problèmes de santé mentale peuvent être à la fois une cause et une conséquence de l'usage de drogues.

Former les professionnels de santé pour qu'ils puissent identifier et traiter les troubles liés à la consommation de drogues, en fournissant une approche holistique qui prend en compte la santé mentale et physique des individus.

7. Collaboration avec le secteur privé

Encourager les partenariats avec le secteur privé[34] pour soutenir les initiatives de prévention et de traitement, y compris les programmes de sensibilisation au sein des entreprises et le soutien aux employés qui luttent contre la dépendance.

Promouvoir la responsabilité sociale des entreprises en les incitant à participer activement à la lutte contre la consommation et le trafic de drogues, que ce soit par le financement de programmes communautaires ou la mise en place de politiques de prévention au sein de leur organisation.

8. Utilisation des données et de la recherche

Renforcer les capacités nationales en matière de collecte et d'analyse de données sur la consommation de drogues et le trafic pour éclairer les décisions politiques et adapter les interventions aux tendances émergentes.

Encourager la recherche académique sur les aspects sociaux, économiques et de santé de la consommation de drogues au Sénégal, en soutenant les études qui peuvent fournir des insights pour des politiques plus efficaces.

---

[34] Notamment avec l'Ordre hospitalier des Frères de Saint-Jean-de-Dieu qui œuvre dans la santé mentale au Sénégal dans ses structures : centres de santé mentale Dalal-Xel de Thiès et de Fatick, centre de lutte contre les addictions de Ngekhokh, etc.

9. Soutien aux initiatives de développement alternatif

Promouvoir le développement alternatif dans les régions où la culture du cannabis est une source majeure de revenu, en offrant des alternatives économiques viables pour décourager l'implication dans le trafic de drogues.

Encourager les transitions vers des cultures légales et durables, en fournissant l'accès à la formation, aux ressources et aux marchés.

Soutenir les cultivateurs dans la culture de cannabis à but thérapeutique et son exportation vers des firmes pharmaceutiques.

10. Renforcement des capacités institutionnelles

Assurer une formation continue et un renforcement des capacités pour tous les acteurs impliqués dans la lutte contre les drogues, y compris le personnel judiciaire, les forces de l'ordre, les professionnels de santé, et les éducateurs.

Établir des mécanismes de coordination efficaces entre les différentes agences et niveaux de gouvernement pour assurer une approche cohérente et unifiée dans la lutte contre la consommation et le trafic de drogues.

En mettant en œuvre ces recommandations, le Sénégal peut bâtir un cadre de lutte contre les drogues qui soit à la fois robuste et adapté à ses réalités sociales et culturelles. L'engagement à long terme, la collaboration entre tous les secteurs de la société, et une approche fondée sur les droits et le bien-être des individus sont essentiels pour surmonter les défis posés par la consommation et le trafic de drogues.

CHAPITRE 12 :

Enjeux juridiques et politiques

La question de la drogue au Sénégal est intrinsèquement liée à un ensemble complexe de lois, de réglementations et de politiques publiques. Ces cadres juridiques et politiques sont essentiels pour définir la réponse du pays à la problématique de la drogue, influençant non seulement la manière dont les usagers et les trafiquants sont traités, mais aussi comment les ressources sont allouées pour la prévention, le traitement et la répression. Cependant, l'efficacité de ces lois et politiques dépend largement de leur adéquation avec les réalités du terrain.

Cadre légal actuel

Le Sénégal, comme de nombreux autres pays, a mis en place des lois strictes pour lutter contre la production, le trafic et la consommation de drogues. Il s'agit notamment de la Loi 97-18 du 1er décembre 1997 portant Code des drogues (Code des drogues, 97-12-1), la Loi 2007-31 du 27 décembre 2007 dite Loi Latif Gueye qui criminalise la culture, le trafic et la production des drogues, la Loi 2014-10 du 28 février 2014 portant Code des douanes. Ces lois visent à dissuader l'usage de drogues et à punir sévèrement ceux qui enfreignent les règles. Cependant, la mise en œuvre de ces lois pose plusieurs défis, notamment en ce qui concerne l'équilibre entre la répression et la prévention, ainsi que la question des droits humains.

Répression vs prévention :

Bien que la répression soit nécessaire pour contrôler le trafic de drogues, une approche trop axée sur la pénalisation peut avoir des conséquences négatives, telles que la surpopulation carcérale et la stigmatisation des usagers, qui peuvent être dissuadés de chercher de l'aide.

Droits humains :

Les politiques de lutte contre la drogue doivent respecter les droits fondamentaux des individus. Cela inclut le droit à la santé, à un procès équitable et à la protection contre des peines disproportionnées.

Adéquation avec les réalités du terrain

L'efficacité des politiques en matière de drogues dépend fortement de leur alignement avec les réalités sociales, économiques et culturelles du Sénégal.

Contexte social, environnemental et économique :

Les facteurs tels que la pauvreté, le chômage et l'éducation influencent fortement les dynamiques de la consommation et du trafic de drogues. Les changements climatiques (salinisation des terres, avancée de la mer, etc.) déstabilisent les écosystèmes et rendent les populations vulnérables. Leur seule issue de secours étant la culture de cannabis. L'industrie du cannabis a un potentiel économique énorme et les politiques publiques sénégalaises doivent prendre en compte cette dimension comme l'ont fait la soixantaine de pays ayant légalisé partiellement ou totalement le cannabis à usage thérapeutique avec l'avantage de ramener des usagers vers un marché légal jusqu'alors contrôlé par le crime organisé, avec des produits encadrés, des risques sanitaires connus et des campagnes de prévention ciblées.

Culture et perception :

La manière dont la société perçoit la drogue et les usagers a un impact sur l'efficacité des politiques. Une approche qui considère l'usage de drogues uniquement comme un problème de criminalité, sans tenir compte des aspects de santé et sociaux, peut manquer de répondre aux besoins réels de la population.

Recommandations pour l'avenir

Pour améliorer la réponse aux enjeux juridiques et politiques liés à la drogue, plusieurs pistes peuvent être envisagées :

Équilibrer répression et prévention :

Les lois et politiques devraient trouver un juste équilibre entre la répression du trafic de drogues et la prévention de la consommation, en mettant davantage l'accent sur les programmes éducatifs et de réduction des risques.

Réformes législatives :

Il pourrait être bénéfique de réévaluer les lois actuelles pour s'assurer qu'elles ne soient pas contre-productives comme la surpopulation carcérale. Cela peut inclure la dépénalisation de certaines infractions liées à la consommation de cannabis pour réduire la surpopulation carcérale et favoriser l'accès aux traitements. La lutte contre la drogue passe nécessairement par la révision et l'actualisation rapide du dispositif législatif très répressif.

Participation et dialogue :

Encourager la participation des différents acteurs de la société dans l'élaboration des politiques en matière de drogues peut aider à garantir que ces politiques sont bien adaptées aux réalités du terrain.

Renforcement des capacités :

Investir dans le renforcement des capacités des institutions chargées de la mise en œuvre des politiques de drogues, pour s'assurer qu'elles disposent des ressources nécessaires pour agir de manière efficace et respectueuse des droits.

Suivi et évaluation :

Mettre en place des mécanismes de suivi et d'évaluation pour mesurer l'efficacité des politiques et des lois, et les ajuster en fonction des résultats et des changements dans le contexte social et économique.

Intégration des services de santé et sociaux :

Les politiques doivent intégrer de manière plus systématique les services de santé et sociaux dans les stratégies de lutte contre la drogue. Cela signifie non seulement traiter les conséquences sanitaires de la consommation de drogues mais également aborder les causes sous-jacentes telles que les problèmes de santé mentale, l'exclusion sociale ou les difficultés économiques.

Sensibilisation et formation :

Il est crucial de renforcer la sensibilisation et la formation des professionnels de la justice, de la santé et du secteur social sur les enjeux liés à la drogue. Cela inclut la compréhension des aspects de dépendance, des droits des usagers, et des approches efficaces pour leur réinsertion sociale.

Promotion de la recherche :

Encourager la recherche académique sur les politiques de drogues et leur impact sur la société permettra d'ajuster les stratégies en fonction des évidences scientifiques. Cela implique de soutenir les études sur l'efficacité des différentes approches législatives et des programmes de prévention et de traitement.

Collaboration intersectorielle :

Une approche efficace requiert une collaboration étroite entre les différents portefeuilles gouvernementaux – santé, justice, éducation, affaires sociales – ainsi qu'avec les acteurs non gouvernementaux. Cette collaboration intersectorielle peut assurer une réponse cohérente et complète aux défis posés par la drogue.

Implication des communautés :

Les communautés locales doivent être au cœur des politiques de lutte contre la drogue. Il s'agit des journalistes, coachs, influenceurs, OSC, ASC, chefs religieux et coutumiers, chefs de quartiers, relais communautaires, médiateurs, *bajenu gox*, sportifs, artistes, parents d'élèves, mécénat, syndicats, amicales d'élèves et étudiants, etc. Leur implication peut non seulement aider à identifier et répondre aux besoins spécifiques de chaque contexte mais aussi renforcer le tissu social pour prévenir l'usage de drogues.

Respect des droits humains :

Les politiques et les lois doivent être conçues et mises en œuvre dans le respect des droits humains fondamentaux. Cela implique de garantir l'accès à la justice et à des procédures équitables pour tous, et de veiller à ce que les mesures de lutte contre la drogue ne conduisent pas à des violations des droits.

Adaptation et flexibilité :

Les politiques doivent être suffisamment flexibles pour s'adapter aux changements rapides dans le domaine de la drogue, comme l'apparition de nouvelles substances. Cette adaptabilité est essentielle pour garantir la pertinence et l'efficacité des réponses apportées.

En adoptant ces recommandations, le Sénégal peut progresser vers une gestion de la question de la drogue qui soit non seulement efficace sur le plan de la réduction de l'offre et de la demande mais qui contribue également à la construction d'une société plus juste, plus saine et plus inclusive. Une telle approche requiert un engagement continu, une évaluation régulière des politiques et une volonté d'apprendre et de s'adapter en fonction des leçons acquises et des contextes en évolution.

CHAPITRE 13 :

Perspectives internationales

La lutte contre la drogue est un défi mondial qui transcende les frontières nationales, touchant des pays aux contextes sociopolitiques, économiques et culturels divers. En examinant comment différents pays abordent cette problématique, le Sénégal peut tirer des leçons précieuses et envisager des adaptations stratégiques pour renforcer sa propre réponse au fléau des drogues. Cette analyse comparative offre une perspective enrichissante, mettant en lumière des approches variées et leurs résultats, et encourageant ainsi un dialogue international sur les meilleures pratiques.

Modèles de décriminalisation et de légalisation

Certains pays ont adopté des approches novatrices, telles que la décriminalisation ou la légalisation de certaines drogues, qui ont produit des résultats notables en termes de réduction de la criminalité, de la surpopulation carcérale, et d'amélioration de la santé publique.

Le Portugal :

Pionnier de la décriminalisation, le Portugal a remplacé les sanctions pénales pour la possession de petites quantités de drogues par des mesures administratives et un soutien renforcé en matière de traitement de la dépendance. Cette approche a mené à une baisse des addictions, des maladies infectieuses et de la criminalité liée à la drogue.

L'Uruguay :

L'Uruguay est le premier pays à avoir légalisé entièrement la production, la vente et la consommation de cannabis. Cette mesure a permis de contrôler et réguler le marché, réduisant ainsi le marché noir et les crimes associés, tout en générant des revenus supplémentaires pour l'État.

Approches axées sur la santé publique

D'autres nations ont mis l'accent sur la santé publique, en reconnaissant l'addiction comme une question de santé plutôt que de criminalité, et en mettant en place des services complets de réduction des risques et de traitement.

La Suisse :

La Suisse a mis en œuvre des programmes de prescription d'héroïne et des salles de consommation sécurisées, ce qui a contribué à réduire significativement les overdoses, les infections liées aux drogues et la criminalité.

Le Canada :

Avec sa politique de réduction des méfaits, le Canada offre une gamme de services, y compris des programmes d'échange de seringues et des sites de prévention des overdoses, visant à minimiser les dommages physiques et sociaux associés à l'usage de drogues.

Coopération internationale et politiques antidrogues

La collaboration internationale est également cruciale dans la lutte contre le trafic de drogues, comme le montrent les efforts de certains blocs régionaux et organisations internationales.

La dimension transnationale du trafic de drogues nécessite une collaboration internationale robuste dans le cadre de la CEDEAO, l'UA, l'Organisation internationale de police criminelle-INTERPOL et de l'ONUDC notamment. Le Sénégal participe activement à divers forums et initiatives régionaux et mondiaux pour partager les bonnes pratiques, renforcer la coopération judiciaire et policière, et coordonner les efforts de lutte contre la drogue.

Cette collaboration internationale est particulièrement importante pour faire face aux défis posés par les nouvelles substances psychoactives et pour combattre les réseaux de trafic qui opèrent au-delà des frontières nationales.

L'Union européenne :

L'UE coordonne les efforts de ses États membres pour lutter contre le trafic de drogues, en facilitant l'échange d'informations, en soutenant la recherche et en promouvant des stratégies de réduction des risques.

L'ONUDC joue un rôle clé dans la lutte mondiale contre la drogue, en fournissant une assistance technique, en facilitant la coopération internationale et en promouvant des approches équilibrées et basées sur les preuves.

Leçons pour le Sénégal

En tirant des leçons de ces diverses expériences internationales, le Sénégal peut envisager d'ajuster ses propres politiques en matière de drogues pour les rendre plus efficaces, plus humaines et plus adaptées à ses réalités spécifiques. Cela pourrait inclure une réévaluation de la législation pénale, l'expansion des services de santé et de réduction des risques, et un engagement plus fort dans la coopération régionale et internationale.

Systèmes de surveillance améliorés :

S'inspirer de modèles internationaux où les systèmes de surveillance des drogues sont avancés peut aider le Sénégal à détecter rapidement les tendances émergentes en matière de consommation de drogues et de trafic. Une surveillance efficace peut également faciliter la compréhension des modèles de consommation et l'identification des substances nouvelles sur le marché, permettant une réponse rapide et ciblée.

Réponse rapide aux crises :

Des pays comme les États-Unis, confrontés à des crises de surdoses, ont développé des stratégies de réponse rapide impliquant la distribution de naloxone, un médicament qui peut inverser rapidement les effets des overdoses d'opioïdes. Le Sénégal pourrait envisager des mécanismes similaires pour répondre aux urgences liées à la drogue dans le cadre du CEPIAD.

Éducation et sensibilisation

Programmes éducatifs globaux :

Prendre exemple sur des pays ayant intégré avec succès l'éducation sur les drogues dans leur système scolaire peut fournir des directives pour développer des programmes éducatifs exhaustifs au Sénégal. Ces programmes devraient viser à informer les jeunes des risques liés à la drogue, tout en promouvant des compétences de vie qui les aident à faire des choix sains.

Campagnes de sensibilisation :

Des pays comme l'Australie ont mis en œuvre des campagnes de sensibilisation publique innovantes et efficaces sur les dangers de la drogue. S'inspirer de ces campagnes pourrait aider à concevoir des messages qui résonnent avec le public sénégalais, en utilisant des médias adaptés à la culture locale.

Stratégies de traitement et de réduction des risques

Élargissement des options de traitement :

Le Sénégal peut apprendre de pays qui ont diversifié leurs options de traitement de la dépendance, en proposant non seulement des thérapies médicamenteuses mais aussi des approches psychosociales et de soutien communautaire.

Programmes de réduction des risques :

Des nations comme les Pays-Bas ont longtemps prôné des stratégies de réduction des risques, y compris la mise à disposition de salles de consommation à moindre risque. Bien que controversées, ces stratégies ont montré leur efficacité pour réduire les méfaits de la drogue et pourraient être adaptées aux contextes locaux au Sénégal.

Implication communautaire et soutien aux familles

Renforcement du rôle des communautés :

S'inspirer des modèles où les communautés jouent un rôle central dans la prévention et le traitement des addictions peut offrir des pistes pour mobiliser les communautés sénégalaises dans la lutte contre la drogue.

Soutien aux familles :

Reconnaître le rôle crucial des familles dans la prévention et la gestion de la consommation, comme cela a été fait dans certains pays étrangers, peut conduire au développement de programmes soutenant les familles confrontées à ces défis.

Conclusion

Ce livre, à travers ses différents chapitres, a exploré la complexité de la problématique de la drogue au Sénégal, abordant les dimensions sociales, économiques, juridiques et de santé publique qui caractérisent ce fléau. En conclusion, il est impératif de synthétiser les principaux enseignements tirés, de souligner l'urgence de la situation et d'appeler à une mobilisation collective pour relever ce défi avec détermination et compassion.

Synthèse des principaux points

La problématique de la drogue au Sénégal ne peut être réduite à une question unidimensionnelle. Elle est ancrée dans un contexte socioculturel complexe et est influencée par divers facteurs internes et externes. Les impacts des drogues s'étendent bien au-delà de la santé individuelle, affectant le tissu social, l'économie et le développement du pays.

Les efforts de lutte contre la drogue doivent être holistiques, intégrant des stratégies de prévention, de répression équilibrée, de traitement et de réhabilitation. L'éducation et la sensibilisation jouent un rôle crucial dans la prévention, tandis que l'accès à des services de traitement et de soutien est fondamental pour la réhabilitation des usagers.

La législation et les politiques publiques doivent être adaptatives et basées sur des preuves, tenant compte des spécificités du contexte sénégalais et des leçons apprises au niveau international. Le respect des droits humains et la dignité des individus doivent rester au cœur des interventions.

Urgence de la situation

La situation requiert une action urgente, non seulement en raison de l'impact immédiat des drogues sur les individus et les communautés mais aussi en raison de ses répercussions à long terme sur le développement et le bien-être de la société sénégalaise dans son ensemble. Chaque jour perdu dans la passivité est un jour gagné pour la progression de ce fléau.

Appel à l'action collective

Mobilisation du gouvernement :

Il est primordial que le gouvernement sénégalais prenne le leadership dans la lutte contre la drogue, en allouant les ressources nécessaires, en implémentant des politiques efficaces telles que la réduction des risques (RdR) et en assurant la coordination entre les différents secteurs impliqués.

Engagement des communautés :

Les communautés doivent être au cœur de la réponse aux drogues. Leur engagement actif peut transformer les initiatives de prévention et de soutien, en les rendant plus adaptées et plus efficaces.

Participation des usagers :

La voix des usagers de drogues doit être entendue dans l'élaboration des politiques et des programmes. Leur expérience vécue est une source précieuse d'information pour créer des réponses empathiques et pratiques.

Collaboration internationale :

Le Sénégal devrait renforcer sa collaboration avec la communauté internationale pour bénéficier de l'expertise, du soutien et des ressources disponibles, tout en contribuant à l'effort mondial contre les drogues.

Rôle des médias :

Les médias ont une responsabilité importante dans la sensibilisation et l'éducation du public. Ils doivent fournir une information juste et équilibrée, contribuant ainsi à la déstigmatisation des drogues.

Renforcement du secteur de la santé :

Le secteur de la santé doit être équipé et renforcé pour répondre efficacement à la problématique des drogues. Cela inclut la formation des professionnels de santé en matière de drogues, l'amélioration de l'accès aux traitements de substitution et le développement de programmes de réhabilitation intégrés. La multiplication de centres spécialisés dans le traitement des addictions, accessibles et dotés de ressources suffisantes, est essentielle pour offrir un soutien adéquat aux usagers en quête de guérison.

Implication du secteur éducatif :

L'éducation est un pilier fondamental dans la prévention de la consommation de drogues. Les établissements éducatifs doivent intégrer des programmes de sensibilisation et d'éducation sur les risques liés aux drogues, en adoptant des approches pédagogiques qui favorisent le développement de compétences de vie, l'esprit critique et la prise de décision éclairée chez les jeunes.

Valorisation de la recherche :

La recherche doit être considérée comme un investissement et non comme un coût. Encourager et financer des études sur la consommation de drogues au Sénégal permettra d'adapter les politiques et les interventions aux réalités et aux besoins spécifiques du pays, en s'appuyant sur des données probantes.

Élargissement des perspectives de collaboration :

Au-delà des frontières, le Sénégal doit chercher à établir des partenariats avec d'autres pays africains et avec la communauté internationale. Ces collaborations peuvent être des vecteurs d'échange de connaissances, de renforcement des capacités et de soutien mutuel dans la lutte contre la drogue.

Promotion de la solidarité sociale :

La solidarité sociale est cruciale pour réintégrer les usagers de drogues dans la société. Les préjugés et la stigmatisation peuvent isoler ces individus et les éloigner des parcours de soins et de réhabilitation. Promouvoir une culture de l'empathie, de l'acceptation et du soutien mutuel est fondamental pour construire une société où chacun a la possibilité de se reconstruire.

En définitive, la vision d'une société sénégalaise réduisant significativement l'impact des drogues n'est pas utopique mais nécessite un engagement résolu de tous les acteurs de la société. L'approche doit être globale, inclusive et résiliente, adaptée aux dynamiques sociales et culturelles du Sénégal. Cet ouvrage espère avoir tracé des pistes de réflexion et d'action qui inspireront les décideurs, les professionnels, les communautés et chaque citoyen à contribuer à cette cause commune. Ensemble, il est possible de forger un avenir où les drogues ne déterminent plus le cours de vies ni le destin d'une nation.

Bibliographie

ANRS (2014), « Les résultats de l'enquête de prévalence et comportementale chez les usagers de drogues injectables de la région de Dakar » (ANRS 12243)

Bhattacharya S., Bashar M.A., Srivastava A., Singh A. (2019), "NOMOPHOBIA : NO MObile PHone PhoBIA", *J Family Med Prim Care*, Apr;8(4):1297-1300

Buscatto M., Loriol M., Weller J.M. (dir.) (2008), *Au-delà du stress au travail, Une sociologie des agents publics au contact des usagers*, Toulouse, Érès, 2008

Chami M. (1987), *Toxicomanies et interventions sociales*, Paris, ESF

Conseil de l'Europe (2001), Convention sur la cybercriminalité Budapest, 23 novembre

D'Eaubonne F., Pajard C.-J. (1975), *Histoire et origine de la drogue*, Paris, Éditions de Saint-Clair

Debock C. (1986), « Toxicomanie et nouvelles technologies », in *Bulletin de liaison du CNDT*, Paris, janvier

Dia M. (2004), *Lettres d'un vieux militant : contribution à la révolution démocratique*, Dakar, GIA

Diallo A. (2012), « Sénégambie méridionale, du conflit casamançais aux nouveaux trafics », *Colloque : complexe « sécurité et développement »*, Paris, CSAO/OCDE

Diedhiou P. (2011), *L'identité diola en question (Casamance)*, Paris, Karthala Éditions

Diongue A., *Étude de la toxicomanie en milieu sénégalais : évolution du phénomène durant ces dix dernières années (1979-1989)*, U.C.A.D., Th. Doct. Pharmacie, 01-12-90, 216 p.

Diop M.C. (sld) (1992), *Sénégal. Trajectoire d'un État*, 1960-1990, Dakar, Codesria

Duplessy C., Chappard P. (2012), « Dispositif de réduction des risques », *L'Aide-Mémoire de la réduction des risques en addictologie*, DUNOD, 82-97

Engel S. (1951), "Integration of international legislation", *American Journal of International Law*, vol. 45, n° 4, p. 770-776

Fanchette S. (2001), « Désengagement de l'État et recomposition d'un espace d'échange transfrontalier : la Haute-Casamance et ses voisins », *Revue Autrepart*, n° 19, IRD : 91-114

Felice P. (1970), *Poissons sacrés, ivresses divines*, Paris, Albin Michel

Freud S. (1980), *Totem et tabou*, Paris, Payot

Gaye S. B. (2017), « Connexion entre groupes djihadistes et réseaux de contrebande et de trafics illicites au Sahel », Sécurité collective

Glatt M. M. (1970), « Historique du contrôle international des drogues », *Chronique OMS* (24), n° 5, 213-222

Gueye M., Omais M. (1983), « Tentative pour une approche socioculturelle de l'usage abusif des drogues au Sénégal », *Psychopathologie africaine*, n° 19 (2), pp. 141-172

Hamzaoui S. (2007), « Changement social, changements culinaires », in Laroussi A. (sld), « Les changements sociaux en Tunisie », 1950-2000, Paris, L'Harmattan, coll. « Logiques sociales »

Huxley A. (1974), *Les portes de la perception*, Paris, Pygmalion

Organisation internationale de police criminelle-Interpol (2021), *Évaluation des cybermenaces en Afrique*

ISS (2014), « Drogue immobilier et blanchissement d'argent au Sénégal », Institut d'étude de sécurité

Koundoul A., Diariatou S., Issa W., Yaya K., Sokhna S., & Habib T. M. (2021), « Profil des patients porteurs d'affection psychiatrique au Centre psychiatrique de Ziguinchor au sud du Sénégal », *Health sciences and disease*, vol. 22 (8), August, pp. 68-72

Le Breton D. (2007), *En souffrance : Adolescence et entrée dans la vie*, Paris, Éditions Métailié

Leprêtre A., Ba I., 2010, « Rapport de l'étude de faisabilité d'une enquête de prévalence et de pratiques à risque d'infection à VIH chez les usagers de drogues au Sénégal » (Étude ANRS 12208/IMEA 0806)

Lévi-Strauss C. L. (1973), *Anthropologie structurale deux*, Paris, Plon

Lewin L. (1928), *Les paradis artificiels*, Paris, Payot

Ministère de l'Intérieur et de la Sécurité publique, Comité interministériel de lutte contre la drogue (2016), *Plan stratégique national de lutte contre la drogue 2016-2020*

Ministère de la Santé publique et de l'Action sociale (2021), Division Santé mentale, Rapport sur la prise en charge des usagers de substances psychoactives au Sénégal en 2021, Dr Jean Augustin Diégane Tine (MD, PhD)

Nourisson D. (2017), « La représentation des drogues dans l'histoire des sociétés. Le cas français », *Drogue, Santé et Société* (16), n° 2

Omais M. (1980), *Étude épidémiologique, psychologique et socioculturelle de la toxicomanie*, C.E.S. de Psychiatrie, UCAD, Dakar

OMS (2017), *Problème mondial de la drogue sous l'angle de la santé publique*

ONUDC (2009), Un siècle de lutte contre la drogue, Bulletin des stupéfiants, Volume LIX, nos 1 et 2, 2007

ONUDC (2014), Les conventions internationales relatives aux contrôles des drogues, Nations unies, New York

ONUDC (2023), Rapport mondial sur les drogues de 2022, Vienne

ONUDC (2024), Rapport mondial sur les drogues de 2023, Vienne

Porot A., Porot M. (1953), *Les toxicomanies*, Paris, PUF

Protais C. (2016), « Réprimer ou soigner ? Les législations européennes en matière de stupéfiants : état des lieux et évolutions », *Psychotropes* (22), 41-60

Przybylski A.K., Murayama K., DeHaan C.R., Gladwell V. (2013), "Motivational, emotional, and behavioral correlates of fear of missing out", *Computers in Human Behavior*, Volume 29, Issue 4, July, pp. 1841-1848

Roustide J.-R. (2009), « Un regard sociologique sur les drogues : décrire la complexité des usages et rendre compte des contextes sociaux », in *Revue lacanienne*, n° 5, pp. 109-118, Éditions Érès

Sarr L. (1992), *La consommation des drogues chez les jeunes de 15 à 25 ans à Dakar. Pour quelle stratégie de prévention ?* Thèse de Doctorat de sociologie, Aix-en-Provence

Scheele J. (2011), « Circulations marchandes au Saḥara : entre licite et illicite », *Hérodote* (3), n° 142 143-162

Simone A.M. (1998), *Mutations urbaines en Afrique*, Dakar, Codesria

Tine B., Diatta V. N. (2018), « La lutte contre l'économie de la drogue en Casamance : ses contraintes et les méthodes de contournement des stratégies étatiques », *International Journal of Humanities and Social Science* (8), n° 10.

Tine B. (2008), *La toxicomanie : étude sociologique d'une forme de déviance au Sénégal*, Paris, Éditions Publibook

Tine B. (2020 c), « Économie de la sexualité au Sénégal. Du capital érotique à la prostitution légale », in *Sophos*, n° 4, février, pp. 609-633

Tine B. (2022), « La jeunesse casamançaise entre drogue, conflit et chômage », in *Violences, vulnérabilité et questions identitaires en Afrique contemporaine*, Sld. Vaïdjiké D., Madjindaye Y., Douala, Éditions Cheikh Anta Diop, pp. 141-161

Tine B. (2019), « La domesticité prostitutionnelle en Casamance : Des migrantes à l'assaut du cap skirring », in *Revue africaine de migration et environnement*, Vol. 3, n° 2, décembre, pp. 111-145

Tine B., Bah Th., Chaudat P. (2018), « Le défi des PME sénégalaises : concilier tradition et modernité. Le cas de l'entreprise Guirassy », *Les cahiers de Tunisie*, n° 218/219, 1er et 2e semestre, pp. 113-140

Tine B., Diatta Nf. V. (2019), « Effets de la monétarisation des échanges sociaux dans un contexte d'économie du cannabis en Casamance », in *Kafoudal*, n° 3, décembre, pp. 75-103

Tine B. (2019), « Transactions matérielles et immatérielles : Quelles conséquences dans les zones de départ ? L'exemple de la commune de Pata », in *Revue africaine de migration et environnement*, Vol. 3, n° 1, juin, pp. 233-254

Tine B., Diatta Nf. V. (2020b), « Les usages sociaux du cannabis en Casamance », in *Revue sénégalaise de sociologie*, n° 12, pp. 121-147, octobre 2020

Tine B., Diatta V. Nf. (2020a), « D'une économie traditionnelle à une économie déviante », in *Partenariat et développement local : apports spécifiques et intégrés dans la dynamique territoriale des ex-colonies d'Afrique*, Sld. Ayissi A. N. M., Fadibo P., Belinga C. T. O., Yaoundé, Éditions de Midi, 1er trimestre

Union africaine, 2019, Plan d'action de l'Union africaine sur la lutte contre les stupéfiants et la prévention de la criminalité.

Werner J.F. (1993), « Urbanisation et déviances, étude anthropologique sur la drogue au Sénégal », in *Cahiers des sciences humaines*, vol. XXIX, n° 1, Paris, ORSTOM, pp. 3-32

Zarifian Ph. (2000), Sur la question de la compétence, in *Annales des Mines*, pp. 25-28

Structures éditoriales du groupe L'Harmattan

L'Harmattan Italie
Via degli Artisti, 15
10124 Torino
harmattan.italia@gmail.com

L'Harmattan Hongrie
Kossuth l. u. 14-16.
1053 Budapest
harmattan@harmattan.hu

L'Harmattan Sénégal
10 VDN en face Mermoz
BP 45034 Dakar-Fann
senharmattan@gmail.com

L'Harmattan Cameroun
TSINGA/FECAFOOT
BP 11486 Yaoundé
inkoukam@gmail.com

L'Harmattan Burkina Faso
Achille Somé – tengnule@hotmail.fr

L'Harmattan Guinée
Almamya, rue KA 028 OKB Agency
BP 3470 Conakry
harmattanguinee@yahoo.fr

L'Harmattan RDC
185, avenue Nyangwe
Commune de Lingwala – Kinshasa
matangilamusadila@yahoo.fr

L'Harmattan Congo
219, avenue Nelson Mandela
BP 2874 Brazzaville
harmattan.congo@yahoo.fr

L'Harmattan Mali
ACI 2000 - Immeuble Mgr Jean Marie Cisse
Bureau 10
BP 145 Bamako-Mali
mali@harmattan.fr

L'Harmattan Togo
Djidjole – Lomé
Maison Amela
face EPP BATOME
ddamela@aol.com

L'Harmattan Côte d'Ivoire
Résidence Karl – Cité des Arts
Abidjan-Cocody
03 BP 1588 Abidjan
espace_harmattan.ci@hotmail.fr

Nos librairies en France

Librairie internationale
16, rue des Écoles
75005 Paris
librairie.internationale@harmattan.fr
01 40 46 79 11
www.librairieharmattan.com

Librairie des savoirs
21, rue des Écoles
75005 Paris
librairie.sh@harmattan.fr
01 46 34 13 71
www.librairieharmattansh.com

Librairie Le Lucernaire
53, rue Notre-Dame-des-Champs
75006 Paris
librairie@lucernaire.fr
01 42 22 67 13

www.ingramcontent.com/pod-product-compliance
Lightning Source LLC
LaVergne TN
LVHW021235061026
849535LV00008B/3068